MANUAL PRÁTICO DO MÉDICO ORIENTADOR DE FORMAÇÃO

MANUAL PRÁTICO DO MÉDICO ORIENTADOR DE FORMAÇÃO

2023

Isabel Santos, José Augusto Simões, Victor Ramos
(Coords.)

ALMEDINA

MANUAL PRÁTICO DO MÉDICO ORIENTADOR DE FORMAÇÃO

AUTORES
Isabel Santos, José Augusto Simões, Victor Ramos

EDITOR
EDIÇÕES ALMEDINA, S.A.
Avenida Emídio Navarro, 81, 3D
3000-151 Coimbra
Tel.: 239 851 904 · Fax: 239 851 901
www.almedina.net · editora@almedina.net

REVISÃO
Inês Castelhano

CAPA
EDIÇÕES ALMEDINA, S.A.

ILUSTRAÇÃO DE CAPA
Freepik

PAGINAÇÃO
Patrícia Boleto

IMPRESSÃO E ACABAMENTO
AAAAAAAAA

julho 2023

DEPÓSITO LEGAL
000000/23

ISBN
978-989-40-1379-2

ALMEDINA | GRUPOALMEDINA

PREFÁCIO

Fui apresentada à especialidade de Medicina Geral e Familiar quando iniciei, há muitos anos, a minha colaboração com o Instituto de Clínica Geral da Zona Sul. Na Faculdade de Ciências Médicas, hoje NOVA Medical School, também acompanhei o doutoramento de alguns dos docentes do Departamento de Clínica Geral (as designações foram mudando), num processo longo, sistemático e estratégico para aliar à experiência profissional dos docentes a investigação e a diferenciação académica. Conheci, também, os jovens académicos que se foram juntando ao grupo, trazendo novas competências, energias e ambições.

O convite para prefaciar este manual, que muito agradeço, constitui uma oportunidade para prestar tributo aos profissionais e docentes desta área da medicina, e é com enorme prazer que leio os textos de muitos dos formadores que fui conhecendo e que muito respeito.

Ao longo dos diferentes capítulos, adivinha-se o mesmo quadro conceptual. Por um lado, a valorização da formação de formadores e, por outro, a importância de se sustentar qualquer prática profissional num sólido referencial teórico, suportado, neste documento, por bibliografia específica e de aprofundamento. Acresce que a forma pedagógica com que os textos nos são apresentados, sempre construídos em torno de «perguntas-guia» e finalizados com um conjunto de «mensagens a reter», centra os temas, dando-lhes coesão e utilidade.

Estamos, pois, perante um «manual prático» a que qualquer «médico orientador de formação» poderá recorrer se quiser saber mais sobre a aprendizagem em geral e em diferentes contextos clínicos; se desejar aprofundar temas enquadradores, como os papéis do orientador e do interno e os processos de formação e de supervisão; se preferir analisar temas transversais como as questões éticas, o treino do profissionalismo ou a análise crítica da informação disponível; se optar por focar a sua atenção no treino de competências concretas de interação e de comunicação orientador-interno, tais como comunicar, respeitar os silêncios, questionar, dar *feedback*, sugerir, orientar; se quiser perceber e detalhar técnicas e instrumentos de formação em pequeno ou grande grupo, com formatos tão variados como a aprendizagem com base em casos ou em problemas, a dissonância cognitiva, o método interrogativo, a autoscopia, a revisão de registos clínicos, a técnica dos incidentes críticos, a observação ou as auditorias como instrumentos de formação, o planeamento de percursos formativos ou o trabalho de projeto; se necessitar de analisar recursos pedagógicos disponíveis, com incontornável referência à utilização de doentes reais, às simulações e ao recurso a tecnologias ao serviço da formação. Finalmente, também poderá aprofundar as questões relacionadas com métodos e técnicas de avaliação dos resultados da formação, com enfoques mais quantitativos ou mais qualitativos.

Como profissional da área da educação, senti um gosto muito especial ao ler este documento, que, certamente, será de grande utilidade para quem considera a formação um terreno onde teoria e prática se interligam e se enriquecem. Sem pretensões, mas de forma concreta e sustentada, este manual evidencia uma realidade que me é muito cara — a enorme riqueza da fertilização cruzada entre as ciências médicas e as ciências da educação e da formação.

Patrícia Rosado Pinto

ÍNDICE

CAPÍTULO I
FORMAÇÃO EM CONTEXTO PROFISSIONAL

INTRODUÇÃO
PROPÓSITOS E LÓGICA DESTA OBRA

Este Manual do Orientador de Formação é uma iniciativa da ADSO — Associação de Doentes e Orientadores de Formação em Medicina Geral e Familiar. Envolveu mais de 50 autores, na sua maioria médicos com experiência de orientação de internos e docência universitária e ainda peritos não médicos. Nalguns textos, foram incluídas as perspetivas de internos, em coautoria com os orientadores.

Este Manual é escrito num período historicamente marcante em Portugal — a de uma abrupta e massiva transição geracional nos recursos humanos médicos no SNS. Mais de 5000 médicos de família com idades muito próximas entre si, na sua maioria de uma geração de «babyboomers» em idade de aposentação, estão a ser substituídos anualmente por médicos de família de «novas gerações». O mesmo acontece a nível hospitalar. A taxa de substituição tem sido insuficiente, apesar do enorme esforço formativo. Este esforço exigiu que muitos recém-especialistas assumissem o papel de orientadores de formação no Internato, expressando a necessidade de formação para poderem assumir este papel com a máxima qualidade possível. Este processo ampliou a necessidade de formar mais formadores em quantidade e qualidade, sobretudo num processo de formação contínua.

A Medicina Geral e Familiar foi, dentro de todas as especialidades médicas, pioneira na capacitação de formadores porque dispôs de uma instituição exterior aos serviços de cuidados de saúde responsável pela formação específica em exercício dos médicos recém ingressados na nova carreira de Clínica Geral. A esta instituição foi atribuída a responsabilidade de dar formação específica em exercício a cerca de 5000 médicos no país e, para isso, antes como agora, houve que atribuir a função de orientadores de formação a médicos jovens recém especialistas, que tinham seguido a via do internato médico. Entre os anos de 1988–2009, primeiro, os Institutos de Clínica Geral, entretanto extintos, e depois a Ordem dos Médicos iniciaram a formação de formadores. Porém, os textos que resultam dessa época são esparsos no apoio à formação. Dadas as atuais circunstâncias sociopolíticas na saúde, e decorridos 40 anos de experiência formativa, sente-se a necessidade de sistematizar e de refletir sobre uma prática formativa mais abrangente e multidimensional. Características que remetem para um amplo e complexo conjunto de competências exigíveis para uma prática com adequada qualidade e proficiência.

Este Manual tem três propósitos essenciais:

a) responder às necessidades sentidas e expressas por muitos orientadores de formação, de disporem de um «mapa de orientação», onde encontrem de modo sistematizado, sucinto, mas suficientemente abrangente, os principais aspectos teóricos e práticos relacionados com a orientação do processo formativo em que a aprendizagem e o treino decorrem em contexto clínico de trabalho real;
b) ser essencialmente prático — um manual que possa ser útil no dia-a-dia dos orientadores e tutores de formação de internos e também de estudantes de medicina, não devendo ser considerado um livro de texto clássico e muito menos um tratado sobre educação médica;
c) permitir uma partilha útil das experiências vividas e das reflexões e das perspetivas do vasto painel de autores que acederam concretizar este projeto — evitando longas listas bibliográficas e remetendo apenas para um número reduzido de fontes bibliográficas, especialmente selecionadas sobre o assunto abordado em cada texto, agrupadas por capítulo ou de âmbito geral, consoante a respetiva abrangência.

O Manual encontra-se organizado em cinco Capítulos: I — «Formação em contexto profissional»; II — «O que saber e como fazer ...»; III — Como aprender e ajudar ...»; IV — «Como ampliar e aproveitar melhor os recursos de aprendizagem»; V — Como avaliar os resultados da formação e comprovar as competências exigíveis».

Acreditamos que esta obra pode ser útil para vários perfis de formadores:

a) um médico, tutor mais ou menos ocasional, que partilha os seus saberes e competências clínicas com um estudante de medicina, um interno de formação geral ou um interno de formação específica — atividade que é um dever deontológico universal inerente à profissão médica;

b) um tutor local de um estágio específico integrado no Programa de formação de um estudante de medicina ou interno de Formação Geral ou Específica — esta atividade, para além de ser dever deontológico universal, como atrás referido, está associada a responsabilidades inerentes à carreira médica e/ou aos compromissos para com o serviço e organização em que o formador está integrado;

c) um orientador de formação de um ou mais internos, ao longo do(s) seu(s) percurso(s) formativo(s) de vários anos, no qual realizarão formação e estágios com uma diversidade de médicos e de outros profissionais, numa diversidade de serviços — a este médico-formador-orientador exigem-se competências adicionais, designadamente responsabilidades didáticas, de planeamento, de organização da formação, de interação colaborativa com diversos recursos e contextos formativos, de acompanhamento, reporte e avaliação da formação, as quais compõem um perfil que integra, mas ultrapassa muito, os deveres deontológicos de base;

d) um responsável por coordenar a formação médica numa instituição ou organização de saúde (diretor de internato médico, por exemplo) ou mesmo numa região de saúde, abrangendo uma multiplicidade de instituições de saúde (coordenador regional de internato médico, por exemplo).

Dada a diversidade dos potenciais utilizadores, o Manual foi desenhado para abranger o maior denominador comum possível, de modo sucinto e prático. Optou-se por recorrer frequentemente às palavras *formador* e *formando* para acomodar as várias possibilidades em diversas circunstâncias.

Embora cada capítulo reflita as escolhas de estilo e a seleção de conteúdos, da responsabilidade do(s) seu(s) autor(es), procurou-se que observassem uma estrutura habitualmente seguida na comunicação com objetivos didáticos:

a) *«digo o que vou dizer»* — através de um resumo com uma brevíssima imagem de conjunto ou alinhamento do que virá a seguir, sob a forma de objetivos, de perguntas-guia, ou utilizando um caso, cenário ou vinheta-gancho que capte a atenção e apoie a focalização do leitor;

b) *«desenvolvo o que pretendo dizer»* — que corresponde ao texto explanatório intermédio;

c) *«digo o que disse»* — breve recapitulação dos pontos essenciais, através de conclusão e mensagens a reter, notas finais ou outra designação da preferência dos autores.

Todos os capítulos deste Manual abordam aspectos que são comuns à formação pós-graduada em qualquer especialidade clínica e, também, à formação clínica prática na pré-graduação. Por isso, acreditamos que possa ser útil a um universo mais alargado do que o previsto aquando da sua conceção. Espera-se ainda que, numa próxima edição, se possa contar com autores de outras especialidades médicas.

Os coordenadores,
Isabel Santos, José Augusto Simões, Victor Ramos

1. A TAXONOMIA DA APRENDIZAGEM

Paulo Santos e Laura Ribeiro

Resumo

Neste capítulo, são revistos os principais sistemas taxonómicos da educação médica, designadamente as taxonomias de Bloom, SOLO e de Flink. Apresenta-se, de forma sintética, uma estruturação de conceitos e de métodos que permitam a sua compreensão e adequação às práticas formativas.

Perguntas-guia

1.ª — Quais os sistemas taxonómicos da aprendizagem mais utilizados em educação médica?

2.ª — Para que servem as taxonomias de aprendizagem?

3.ª — Como pode o conhecimento das taxonomias da aprendizagem auxiliar a planear e a avaliar a competência e o desempenho?

Introdução

Aprender é adquirir conhecimento e saberes. O conceito toma o seu significado da génese latina em *apprehendo*, que significa tomar para junto de si, guardar em si. Implica uma progressividade em que a sedimentação dinâmica de conteúdos cria espaço para novas perguntas, capazes de preencher as lacunas de conhecimento, e se consolida na acrosofia de Sócrates, *ipse se nihil scire id unum sciat* (só sei que nada sei). Porém, a aprendizagem não se limita aos conhecimentos, estendendo-se à mudança de comportamento baseada na prática ou na experimentação. Pode-se pensar a aprendizagem em duas dimensões complementares: uma mais plástica, de aquisição de conteúdos e mudança nos conhecimentos; e outra mais funcional, determinante para a mudança no comportamento (aptidões). Na realidade, mais do que o processo, interessa perceber o resultado, em que a aprendizagem será a própria mudança de comportamentos entendida como a apropriação e integração dos conteúdos e aptidões numa nova estrutura de competências.

Nesta perspetiva integral, a aprendizagem abrange desde a simples memorização de conteúdos, até à complexidade do processo criativo. A lógica do desenvolvimento prende-se ao objeto desenvolvido e não apenas à estrutura do processo, o que implica estabelecer metas para a aprendizagem e trabalhar as competências necessárias a atingir, incluindo a capacidade de explicar, interpretar e de aplicar os conceitos, a empatia, a perspetiva holística e o autoconhecimento.

Neste texto revemos os principais sistemas taxonómicos da educação médica, numa estruturação de conceitos e de métodos que permite a sua compreensão e adequação às práticas formativas.

Necessidade de um sistema taxonómico

A aprendizagem é um processo complexo de melhoria contínua ao longo do tempo, em que múltiplas interações determinam vários efeitos e várias estratégias concorrem para o sucesso. Aprender é um fator-chave para a evolução, tanto do ponto de vista individual como coletivo, e interessa perceber em que ponto do processo cada um se encontra, a cada momento, tendo em consideração os objetivos individuais e as metas a atingir. Mais do que um sistema quantitativo de ordenação sumativa, o processo de avaliação procura classificar a aptidão para a execução das tarefas necessárias ao objetivo delineado, definindo categorias de acordo com as competências demonstradas.

É neste contexto que surge a necessidade de um sistema estruturado e organizado de definição destas categorias específicas de conhecimento: um sistema taxonómico.

Taxonomia é uma palavra de origem grega que deriva de *táksis* (classificação) e *nómos* (regra), a regra da classificação. A taxonomia é um sistema facilitador que pretende agrupar a semelhança, permitindo o seu estudo sistemático e organizado, e, simultaneamente, marcar a descontinuidade da categoria. Tal como o sistema taxonómico do estudo das espécies, na aprendizagem junta-se o que é semelhante e separa-se o que é diferente, trazendo ordem ao aparente caos.

Na educação está-se já habituado a sistemas de classificação. Quando se entra para a escola é-se colocados na primeira classe e progride-se sequencialmente até níveis (classes) superiores. Quando se olha para a evolução de cada um no sistema educativo, percebe-se que existe, de facto, uma diferença significativa entre o que são o conjunto de conhecimentos, aptidões e atitudes de uma pessoa que tenha concluído a primeira classe, o ensino secundário ou o ensino superior, em correspondência a níveis diferenciados de pensamento, execução e responsabilidade sobre as tarefas específicas de cada área de formação.

Um sistema classificador deve definir claramente os níveis de desempenho, com objetivos inequívocos de conhecimentos, aptidões e atitudes. Quando se está perante um profissional, é importante conseguir perceber qual o seu perfil, quais as tarefas que realiza e qual o nível de proficiência atingido em cada tarefa, num sistema complexo que envolve os domínios da cognição, da afetividade e da psicomotricidade.

A taxonomia de Bloom

A taxonomia de Bloom foi publicada em 1956[1] e revista em 2001[2]. Pela sua relativa simplicidade e clareza, é a classificação mais conhecida e amplamente utilizada para definir os objetivos de aprendizagem, as estratégias de ensino e os respetivos métodos de avaliação. No domínio da cognição contempla os seguintes níveis hierárquicos de aprendizagem: memorizar, entender, aplicar, analisar, avaliar e criar. Este último nível — criar — surgiu após a revisão de 2001, quando também se propôs um conceito mais dinâmico de classificação, através de «verbos de ação», em substituição dos substantivos da taxonomia original, que facilitam a estruturação de objetivos de aprendizagem. Por exemplo, na prática, ao definir-se estes objetivos, é habitual usar a frase: «No final desta formação/curso/aula, os formandos serão capazes de aplicar/analisar/avaliar/criar...». Uma das vantagens desta taxonomia é precisamente permitir descrever objetivos de aprendizagem de diferentes níveis.

Habitualmente esta taxonomia é representada em pirâmide para mostrar que os níveis superiores dependem dos mais baixos e que, da base ao topo, há uma crescente complexidade e especificidade (do lembrar ao criar).

Por exemplo, a partir do 4.º nível, analisar, são necessárias capacidades de pensamento de ordem superior, que permitirão a seguir avaliar (discutir prós e contras, por exemplo).

A taxonomia SOLO

A taxonomia «Structure of Observed Learning Outcomes» (SOLO)[3] descreve uma forma de analisar e classificar os conteúdos de um processo de aprendizagem usando uma escala de complexidade. Cada um dos cinco níveis desta escala — pré-estrutural, uniestrutural, multiestrutural, relacional e resumo estendido — reflete a forma como a compreensão sobre determinado tópico se vai desenvolvendo. No nível pré-estrutural, a tarefa a realizar é resolvida de forma inadequada por má compreensão ou incapacidade; no uniestrutural, há a resolução de um aspecto da tarefa e uma compreensão desconectada e limitada; no multiestrutural, vários aspectos são resolvidos, mas sem relação entre si; na relacional, a conclusão relaciona os aspectos relevantes de forma lógica e globalmente coerente; no resumo estendido, a compreensão integrada do relacional é conceptualizada a um nível superior de abstração e profundidade e pode ser generalizada a outras áreas.

A taxonomia de Fink

A taxonomia de Fink[4] reconhece novas formas de aprendizagem e a necessidade de se ir mais além do domínio cognitivo de Bloom, destacando a aprendizagem significativa. Esta aprendizagem inclui seis categorias: conhecimento, integração, dimensão humana, assistência e aprender a aprender. Conhecimento implica compreender e recordar ideias e informações e constitui a compreensão básica necessária para outras formas de aprendizagem. Aplicação é envolver-se em novas formas de atuar, através da reflexão e da formação de opinião, aplicando as habilidades em termos práticos, e inclui também a capacidade de pensar de forma crítica, criativa, prática, bem como a aquisição de certas competências como a comunicação e a gestão de projetos complexos. A integração significa reconhecer e fazer conexões entre diferentes informações e contextos, proporcionando poder intelectual.

As categorias da dimensão humana e da assistência ausentes nas taxonomias anteriores alargam o conceito tradicional do processo de ensino-aprendizagem. A dimensão humana permite um maior conhecimento de si e dos outros e traz significado pessoal e social ao que se aprende. A assistência traduz a motivação e energia para aprender, que resultam do desenvolvimento de sentimentos, interesses e valores, e o aprender a aprender com o propósito de se tornar melhor ou aprender de forma autónoma, continuando a aprender no futuro e com maior eficácia. Ao contrário da taxonomia de Bloom, a de Fink não é hierárquica e todas as formas de aprendizagem anteriormente descritas interagem umas com as outras e funcionam sinergicamente.

Conclusão

Como em muitos outros fenómenos, a formação e a aquisição de competências é uma realidade contínua. Constantemente vamos adquirindo, estruturando e sedimentando conhecimentos, aptidões e atitudes, que permitem a incorporação de saberes novos e mais complexos, num ciclo contínuo de desenvolvimento. Não é raro, porém, ser-se chamado a definir o perfil atual de proficuidade em relação às tarefas que se desempenham, sejam novas sejam antigas. Os sistemas taxonómicos ajudam nesta definição ao caracterizar claramente as categorias de avaliação.

Este fenómeno é particularmente interessante na formação médica, em que o desempenho individual está particularmente hierarquizado e corresponde a níveis diferentes de destreza e autonomia para a resolução dos problemas.

Tomando o médico como exemplo: quando se sai da Faculdade, é-se portador de uma quantidade apreciável de conhecimento das ciências básicas e clínicas, estruturado e percebido, mas ainda pouco aplicado pela própria natureza do tempo disponível para a exposição às situações concretas. Não é difícil perceber que um médico que tenha feito 10 ou 100 consultas, intervenções ou cirurgias tem menos experiência do que um outro que tenha feito 1000 ou 10 mil. Mas há consciência de que se tem o suficiente (e o necessário) para que os pares, e a sociedade em geral, possam identificar esse profissional como médico, assumindo os direitos e os deveres correspondentes. Nos internatos aprofundam-se as competências orientadas ao perfil de cada área de especialização, seja esta de âmbito mais generalista e amplo seja mais focalizado.

O especialista é um médico capaz de entender e aplicar o conhecimento biomédico ao indivíduo concreto, num contexto, seguindo um processo conducente ao diagnóstico, o que possibilita a introdução da terapêutica e a alteração da história natural da doença. E é também capaz de analisar esse processo, de o avaliar criticamente e de introduzir inovação, baseada numa atitude científica tendente ao seu desenvolvimento. A subespecialização nada altera no princípio, apenas focaliza mais os objetivos e as tarefas a realizar.

Em cada estado de desenvolvimento interessa definir claramente qual o nível de desempenho exigido nos conhecimentos, nas atitudes e nas aptidões, possibilitando a introdução de sistemas de avaliação claros que permitam estabelecer as correspondentes classes, tanto do ponto de vista quantitativo como do ponto de vista qualitativo, nos processos em que a quantificação seja difícil ou até contraproducente, como o humanismo, o profissionalismo ou a ética. As teorias taxonómicas não resolvem completamente esta dificuldade, ainda que introduzam a ideia da interação entre o conteúdo e o contentor, aceitando que ambos se ajustam mutuamente. O conhecimento não existe por si só, mas pela modificação que imprime em quem o adquire, enriquecendo-o e melhorando a sua humanidade. Esta falha dos sistemas taxonómicos pode gerar problemas na sua adaptação à situação concreta, seja por assumir que um estado superior implica e resume os anteriores, como se a inovação se baseasse sempre no conhecimento adquirido, seja por coartar a capacidade de adaptação perante o desconhecido ou o imprevisto, como, aliás, foi evidente em algumas áreas da formação médica pós-graduada durante a crise da pandemia da covid-19. O modelo linear de aprendizagem apresenta-se insuficiente para abarcar a complexidade multidimensional que se baseia não apenas no conhecimento, como também na regulação e na vivência real, que não seguem obrigatoriamente uma sequência cronológica fixa.

Mensagens a reter

- A taxonomia oferece uma sistematização ao processo formativo, definindo os estádios de desenvolvimento e simplificando a sua avaliação.
- Como qualquer sistema de classificação, facilita a compreensão do processo, mas distorce e perde pormenor em relação ao real.
- Sendo uma ferramenta interessante na prática, obriga a uma ponderação de custo-efetividade que inclua os domínios qualitativos e objetivos quantificáveis, mas fundamentais no exercício médico.

BIBLIOGRAFIA

[1] Bloom, B. S. (1956). *Taxonomy of educational objectives; the classification of educational goals* (1.ª edição). Longmans, Green.
[2] Anderson, L. W., Krathwohl, D. R., Airasian, P. W., Cruikshank, K. A., Mayer, R. E., Pintrich, P. R., [...] Wittrock, M. C. (2001). *A taxonomy for learning, teaching, and assessing: A revision of Bloom's Taxonomy of Educational Objectives*. Addison Wesley Longman, Inc.
[3] Biggs, J. B., e Collis, K. F. (1982). *Evaluating the Quality of Learning* (1.ª edição). Academic Press.
[4] Flink, L. D. (2003). *Creating Significant Learning Experiences: An Integrated Approach to Designing College Courses* (1.ª edição). Jossey-Bass. A Wiley Imprint.

2. CONTEXTOS E PRÁTICAS DE APRENDIZAGEM

Horácio Covita

Resumo

A diversidade e a complexidade podem considerar-se atributos essenciais dos ambientes organizacionais das unidades de saúde e exigem a reflexão na ação de todos os intervenientes, assim como um clima de segurança psicológica. Este texto descreve algumas estratégias e modelos de análise e reflexão que vêm sendo legitimados por investigação e práticas organizacionais, de forma a desenvolver a aprendizagem experiencial.

Perguntas-guia

1.ª — O que é a aprendizagem experiencial?
2.ª — Quais os atributos essenciais dos ambientes de aprendizagem nas unidades de saúde?
3.ª — Como se pode desenhar um itinerário reflexivo para as unidades de saúde?
4.ª — Que importância tem na aprendizagem o conceito de segurança psicológica?

Introdução

A diversidade e a complexidade podem considerar-se atributos essenciais dos ambientes organizacionais das unidades de saúde, em que os orientadores de internato — que são, igualmente, profissionais de saúde — são desafiados de forma permanente a ir mais além do que aplicar *standards* e protocolos existentes ou aprendidos ao longo da sua formação escolar e profissional.

Enquanto *practitioners* que refletem na ação, os profissionais de saúde usam continuamente a compreensão e a intuição para adequarem normas, orientações, protocolos e recursos técnicos à especificidade dos problemas práticos, mas únicos e complexos, com que lidam diariamente.

Resolver problemas com recurso à reflexão e raciocínio crítico é um atributo permanente na prestação de cuidados e construção de compromissos com o cidadão, para modificar comportamentos, e, também, nos processos de orientação e supervisão das práticas de um médico interno em aprendizagem experiencial.

Nesta prática, a partilha de estratégias e pontos de vista diferentes e a contínua cooperação em equipa exigem investimento em tempo e recursos, habitualmente pouco valorizados, mas cruciais para suportar as melhores decisões.

Em presença destes grandes desafios propõem-se, nas páginas seguintes, estratégias, abordagens e modelos de análise e reflexão que, de um modo geral, vêm sendo legitimados por investigação e práticas organizacionais robustas.

Propósito e objetivos

O itinerário reflexivo e transformacional que se propõe deve, após maturação, ser alargado aos internos e a todos os outros membros das equipas e comunidades prestadoras de cuidados.

Estas reflexões visam:

- Ajudar o orientador a gerir os seus processos intrapessoais que interferem ou determinam as suas interações, nomeadamente com o interno e com as equipas em que atua e participa.
- Apoiar na identificação, gestão e resolução de disfunções e riscos que interferem e podem comprometer o bem-estar, a qualidade das aprendizagens, a assunção de responsabilidades e o exercício autónomo, favorecendo a autorregulação, a maturidade e aprendizagem organizacionais.
- Facilitar reflexões sobre o autoconhecimento das preferências pessoais e dos estilos cognitivos do orientador e do interno, particularmente em relação a modos de aprender, comunicar, partilhar e ensinar.
- Dominar e saber gerir mecanismos de autorregulação, processos de minimização de *burnout* e outros riscos e disfunções que interferem com a aprendizagem e/ou dificultam o clima, a coesão, a pertença e a comunicação na equipa (a participação, a iniciativa, o experimentar).

- Facilitar a identificação de práticas sustentáveis de recursos humanos e de estilos de lideranças que estimulem a segurança psicológica e promovam locais de trabalho saudáveis, e que, simultaneamente, ajudem orientadores e internos a regularem a fadiga e a evitarem a presença de disfunções e riscos psicossociais, em particular os de «*burnout crónico*»;

Cuidar de si e da equipa

O constructo segurança psicológica «renasce» no final do século XX, quando Amy Edmondson, num estudo seminal, o define como «uma crença partilhada pelos membros de uma equipa, de que essa equipa é segura para a assunção de riscos interpessoais»[1].

Nesta investigação, demonstra-se como a segurança psicológica é um determinante crucial no trabalho e na aprendizagem em equipa, e que os membros das equipas só partilham as suas dúvidas, riscos, e mesmo erros, quando, de algum modo, se sentem seguros de que não irão ser usados contra si pelos restantes membros.

Esta constatação é de enorme relevância nos processos de melhoria das práticas de governação clínica, assim como nos momentos de *feedback*, balanço e reflexão crítica nas equipas e, em especial, nas interações orientador-interno e nas práticas das EIO e EIOI (ver Capítulo IV, texto 24), que são profundamente influenciadas pelos níveis de segurança psicológica presentes (ou ausentes).

Também conclui que os investimentos no desenho de cenários de aprendizagem, programas de treino *on the job*, assim como as metodologias PBL (*Problem-Based Leaning*) e análise de incidentes críticos, que apelam à exposição de experiências pessoais e à partilha de dificuldades, riscos e erros, têm de ser antecedidos e acompanhados pela construção de um clima de aprendizagem tolerante, inclusivo e de «vulnerabilidade recompensada».

Segurança psicológica e cultura — uma perspetiva holística

No plano societal, pode-se considerar que a segurança psicológica se constrói a partir de um conjunto de valores que têm na sua essência o ***respeito*** e a **permissão**, que moldam as práticas humanas nos contextos sociais, e será tão antiga quanto a vivência humana em grupo.

A segurança psicológica é um elemento central da cultura humana. Pode estar presente, ser cultivada e promovida ou ser inexistente, quando não é tolerada por ser encarada como uma ameaça a determinado «*statu quo* fossilizado». A segurança psicológica refere-se ao modo como os indivíduos interagem e se tratam e relacionam uns com os outros.

> «[...] A segurança psicológica não é um acidente, não surge do acaso, nem tão-pouco se gera espontaneamente; resulta do foco, dum propósito, dum esforço consistente; cria-se de modo intencional, pois não surge por defeito, mas sim sendo concebida! A segurança psicológica é perecível, é dinâmica e delicada; é como um relacionamento pessoal importante, necessitando de esforço e investimento constantes; criar segurança psicológica não é um item de uma *checklist* que em determinado momento se assinala como «feito»! Tem de ser um modo de vida!» (2).

Ainda no âmbito do modelo holístico «*the 4 stages of psychological safety*»[2], todos os cidadãos são convocados a assumirem um propósito transformacional, mesmo que considerem não ter um título ou uma posição de autoridade. Na sua essência, a segurança psicológica pode ser promovida e aprendida sempre que cada indivíduo se consciencializar que irradia influência junto de colegas e não pode «desligar-se». Cada pessoa modela e reforça certas normas comportamentais. A questão é saber quais são e se promovem ambientes psicologicamente seguros ou não.

Quer se queira quer não, todos somos «***arquitetos culturais***».

Todos os profissionais são convocados a realizar uma jornada reflexiva, socorrendo-se de recursos, treino e apoios, mediados e supervisionados por aqueles que, reconhecidamente, fizeram o seu percurso reflexivo, também mediado por processos de *coaching* e *mentoring*.[3]

Aprender e trabalhar saudavelmente em contextos organizacionais desafiantes

O século XXI tem sido beneficiado com o surgimento de referenciais e modelos que podem inspirar as unidades e serviços a aprenderem, apropriarem-se de e a amadurecerem práticas organizacionais de governação e liderança mais humanizadas, saudáveis e positivas. Tanto a segurança psicológica como os dispositivos de aprendizagem organizacional (por exemplo, o ProSUMA[4]) constituem alicerces de processos de imunização das equipas e mecanismos de apoio à autorregulação dos profissionais que garantem capacidades para lidar com os riscos psicossociais e as disfunções organizacionais. Cada vez mais visíveis na vida da unidades e serviços, situações como *stress*, *burnout*, absentismo, presentismo, *stress* ocupacional ou assédio moral afetam negativamente os profissionais e as equipas. O grande desafio consiste em equipas e profissionais dedicarem tempo e energia na apropriação e aprendizagem em contexto de trabalho de estratégias e ferramentas imprescindíveis ao exercício profissional nos contextos organizacionais de hoje.

Para que existam condições organizacionais favoráveis à criação e desenvolvimento de ambientes humanos psicologicamente seguros, é necessária a consolidação de práticas de gestão e lideranças inspiradas nos princípios dos *«4 stages of psychological safety»* (*safe inclusion, safe learning, safe contribution, safe challenge & innovation*). Isso permitirá às lideranças diretas das unidades e serviços, mas também aos níveis de gestão e governação intermédia praticarem e operacionalizarem um *Código Distintivo de Governação e Liderança* para a gestão e governação de unidades e serviços que prestam cuidados de saúde.

Este *Código Distintivo de Governação e Liderança* pode inspirar-se no constructo e estádios da segurança psicológica, incluir também mecanismos de autorregulação (nomeadamente a regulação adaptativa, a inteligência emocional), influenciando os contextos de trabalho e transformando-os em ambientes saudáveis e promissores para a aprendizagem e maturidade organizacionais.

É sabido que elevados níveis de pressão no trabalho, quando acompanhados por penúria ou escassez de recursos, causam fadiga, sobrecarga, o aumento de riscos e erros e, consequentemente, pressão negativa na segurança psicológica e confiança dos indivíduos, com impactos emocionais negativos e degradação do bem-estar e da saúde dos profissionais.

Assim, o processo de inclusão e alinhamento das lideranças através de um *Código Distintivo de Governação e Liderança* cria uma dinâmica sustentada de desenvolvimento da segurança psicológica nas unidades e serviços, acompanhada também por um eficaz balanceamento do binómio exigências-recursos, que garante bem-estar e concretização das metas e dos compromissos e mantém, ou reforça, os níveis de saúde e bem-estar das equipas.[5]

A aprendizagem organizacional, o trabalho em equipa e a partilha de «boas práticas» — o ProSUMA

A Promoção da Sustentabilidade e Maturidade de Unidades e Equipas prestadoras de Cuidados de Saúde consiste num processo contínuo de melhoria e transformação das práticas organizacionais e dos modelos de prestação de cuidados, pelas unidades e equipas. No seu decurso, a participação e envolvimento dos profissionais e das microequipas são essenciais para a construção de compromissos que visam a obtenção de maiores ganhos em saúde da população servida e, também, melhores níveis de bem-estar nas equipas. O ProSUMA centra-se na aprendizagem baseada em análise de problemas e práticas, que parte do diagnóstico da equipa e assenta em instrumentos de identificação de estilos e preferências pessoais e, em especial, na **Matriz de Autodiagnóstico ProSUMA — Maturidade e Sustentabilidade de Equipas Prestadoras de Cuidados** (comummente designada por Matriz de Maturidade Organizacional).

Esta matriz de maturidade organizacional para os Cuidados de Saúde Primários integra sete dimensões organizacionais:

1. usar informação;
2. usar dados dos utentes (clientes e parceiros);
3. gestão dos profissionais;
4. trabalhar em equipa;
5. ouvir os utentes (e outros *stakeholders*);
6. melhorar as práticas;
7. procedimentos operacionais.

Cada uma das dimensões apresenta seis níveis de maturidade crescente, fundamentados em evidências e práticas observáveis na *performance*, funcionamento e prestação de serviços e cuidados aos cidadãos, famílias e comunidades servidas.

O ProSUMA materializa-se através de um conjunto integrado de ações que visam fortalecer a maturidade e a sustentabilidade organizacional, contando com a participação de toda a equipa da unidade ou serviço, em especial dos seus principais mentores e elementos mais dinâmicos (pelo menos dois terços da equipa deverão estar comprometidos e participar), visando diagnosticar as práticas da equipa, preparar planos de desenvolvimento e melhoria e implementá-los. O ProSUMA caracteriza-se também como um dispositivo de aprendizagem e partilha de práticas nos domínios da governação, organização, trabalho em equipa e aprendizagem colaborativa.

O tipo de intervenção do programa ProSUMA proporciona a inclusão, no trabalho diário das equipas, de processos que favorecem o crescimento dos níveis de segurança psicológica, moldam e potenciam maiores e melhores ganhos em qualidade de saúde dos cidadãos, das suas famílias e das próprias equipas prestadoras de cuidados, transformando-as em equipas mais saudáveis. A manutenção em estádios mais elevados de segurança psicológica (*safe inclusion, safe to learn, safe to contribute, safe to challenge the status quo*) permite às equipas investir na sua sustentabilidade e maturidade, conduzindo-as a melhores e mais rápidas decisões, mais resiliência e capacidade de antecipar e gerir os riscos psicossociais inerentes a situações limite e, também, a otimizar a gestão do binómio *demands — resources*, crucial nestes tempos de escassez de recursos.

Mensagens a reter

A segurança psicológica é crucial no trabalho e aprendizagem em equipa e os membros das equipas só partilham as suas dúvidas, riscos, e mesmo erros, quando se sentem seguros de que estes não irão ser usados contra si pelos restantes membros.

— A aplicação de programas de treino *on the job* e as metodologias PBL (*Problem-Based Leaning*) e análise de incidentes críticos têm de ser antecedidas e acompanhadas pela construção de um clima de aprendizagem tolerante, inclusivo e de «vulnerabilidade recompensada».

— Tanto a segurança psicológica como os dispositivos de aprendizagem organizacional (por exemplo, o ProSUMA constituem alicerces de processos de imunização das equipas e mecanismos de apoio à autorregulação dos profissionais que garantem capacidades para lidar com os riscos psicossociais e as disfunções organizacionais.

BIBLIOGRAFIA

[1] Edmondson, A. (1999). Psychological safety and learning behavior in work teams. Administrative Science Quarterly, *44*(2), 350–383. https://doi.org/10.2307/2666999.

[2] Clark, T. R. (2020). *The 4 stages of psychological safety: defining the path to inclusion and innovation* (1.ª edição). Berret-Koehler Publishers, Inc.

[3] Edmondson, A. C. (1996). Learning from mistakes is easier said than done: Group and organizational influences on the detection and correction of human error. *Journal of Applied Behavioral Science, 32*(1), 5–28. https://doi.org/10.1177/0021886396321001.

[4] Covita, H., e Santos, I. (2015). *ProSUMA — Promoção da SUstentabilidade e MAturidade de Unidades Prestadoras de Cuidados de Saúde Primários.* Nova Medical School (Estudo não publicado). Consultável no LinkedIn.

[5] Bakker, A. B., e de Vries, J. D. (2021). Job Demands–Resources theory and self-regulation: new explanations and remedies for job burnout. *Anxiety, Stress and Coping, 34*(1), 1–21. https://doi.org/10.1080/10615806.2020.1797695.

3. A APRENDIZAGEM EM CONTEXTO CLÍNICO

José Augusto Simões, Filipe Prazeres e Tiago Maricoto

Resumo

A aprendizagem e treino de um perfil profissional específico e complexo, como é o caso de uma especialidade médica, remetem mandatoriamente para a formação e treino em contexto de trabalho, com enquadramento e supervisão formativa adequados. Este processo requer planeamento rigoroso e um conjunto de condições e meios, incompatíveis com práticas improvisadas e processos *ad hoc*. Um contexto formativo idóneo deverá, portanto, satisfazer um conjunto de requisitos e de condições, bem como apresentar resultados dessa formação.

Perguntas-guia

1.ª — Porque é que a formação médica de especialidade deve ser feita no local de trabalho?

2.ª — Qual o papel da formação ombro a ombro e de *role model* no contexto da formação médica?

3.ª — Qual o valor da aprendizagem baseada em problemas (*Problem Based Learning* — PBL) na formação médica?

Formação no local de trabalho

A aprendizagem em contexto real de trabalho clínico está plasmada na maior parte dos programas de formação geral e específica do internato médico.

No contexto de trabalho, ao contactar com pessoas do mundo real, o médico interno adquire não só formação clínica, mas também aprende a cultura e as responsabilidades inerentes ao trabalho profissional, através de uma socialização num ambiente multi e interprofissional (aprendizagem formal e informal). Espera-se que o médico interno, ao interagir com os doentes, os seus pares e outros profissionais de saúde com maior experiência, desenvolva competências (através da prática) e construa um percurso de trabalho eficiente, seguro e de qualidade.

A aprendizagem efetiva em contexto de trabalho clínico[12] requer a presença de quatro requisitos, dois fatores facilitadores e quatro resultados.

Os requisitos são: *(i)* formandos ativos e motivados em aprender com aqueles que têm experiência clínica e com os tutores/orientadores de formação; *(ii)* atividade clínica diária como desencadeante de aprendizagem e promotora de desenvolvimento; *(iii)* recursos — tutores e orientadores qualificados e meios de aprendizagem (e.g., diretrizes baseadas em evidência, histórias clínicas, materiais na *web*, incluindo de autoaprendizagem, etc.); *(iv)* infraestruturas no trabalho que apoiem a aprendizagem, o desenvolvimento e a transformação da prática clínica e do ambiente laboral.

Como fatores facilitadores, destacam-se a presença, em toda a organização, de: *(i)* uma filosofia de aprendizagem (i.e., abordagem centrada no formando, aprendizagem direcionada às necessidades da organização e do formando, presença de uma cultura de aprendizagem na organização, incentivo à criatividade e reflexão e aprendizagem colaborativa para alcançar objetivos comuns) e *(ii)* uma infraestrutura facilitadora (i.e., parceria entre clínicos, académicos, organizações de saúde e comunidades, acreditação profissional e académica, programas de formação adaptados ao local de trabalho, formação dos tutores e orientadores, presença de estratégia para a aprendizagem, e recursos de tempo e financeiros).

Quanto aos resultados da aprendizagem em contexto de trabalho clínico, assinalam-se a eficácia individual, interdisciplinar/de equipa e organizacional, e ainda o crescimento contínuo dos formandos e seus tutores/orientadores.

Os diferentes locais de trabalho clínico dos médicos internos em formação — unidades funcionais dos Cuidados de Saúde Primários, serviços hospitalares e urgências hospitalares, residências dos doentes — consistem em ambientes complexos de aprendizagem e, como tal, todos os envolvidos devem conhecer e entender os seus papéis e funções, fomentando uma estreita relação de confiança no local de trabalho, para que possam existir maiores e melhores oportunidades de aprendizagem.

A aprendizagem em contexto de trabalho clínico tem o grande objetivo de facilitar a transferência dos conhecimentos teóricos adquiridos, durante os seis anos do curso de Medicina, para competências baseadas no trabalho e cultura profissional, de acordo com os padrões da especialidade médica. Tudo isto só pode ser obtido em contexto de local de trabalho específico de cada especialidade.

Formação ombro a ombro e papel de *role model* no contexto da formação médica

Para Schön[3], «o papel do formador não consiste tanto em ensinar como em facilitar a aprendizagem, em ajudar a aprender», ou seja, «na situação de formação, o formador desempenha fundamentalmente três funções: abordar os problemas que a tarefa coloca; escolher na sua atuação as estratégias formativas que melhor correspondem à personalidade e aos conhecimentos dos formandos com quem trabalha; e tentar estabelecer com eles uma relação propícia à aprendizagem».

Porém, o tutor/orientador de formação médica assume claramente um papel diferente do de formador ou mesmo de mentor, no sentido de que estes facilitam a aprendizagem. Aqui, os médicos tutores e orientadores assumem um papel de *role modeling*[4], o que é particularmente evidente no ensino ombro a ombro, na medida em são pessoas de quem o médico interno deseja obter alguns dos seus atributos profissionais.

Um *role model* forma principalmente pelo exemplo, ajudando a moldar a identidade profissional dos médicos internos que, através de observação e comparação, inspiram a sua própria conduta em termos de realização profissional, personalidade, poder, influência, estilo de vida e valores.

O *role modeling* é um processo importante para o desenvolvimento profissional dos médicos em formação. A excelência neste papel envolve a demonstração de altos padrões de competência clínica, excelência em habilidades de ensino clínico e qualidades pessoais humanísticas. Modelos positivos ajudam não apenas a moldar o desenvolvimento profissional de futuros médicos especialistas, como influenciam as suas escolhas de carreira. O papel de *role modeling* médico tem vários desafios, dos quais o primeiro é a falta de compreensão da complexidade deste fenómeno. Em segundo lugar, a literatura alerta para a modelagem de papéis negativos e essa influência requer uma exploração mais profunda para identificar maneiras de mitigar os seus efeitos adversos.

Aprendizagem baseada em problemas (*Problem Based Learning* — PBL) na formação médica

A metodologia de aprendizagem baseada em problemas (*Problem-Based Learning* ou PBL)[5] é uma forma de ensino e formação desenvolvida há várias décadas e cada vez mais usada em todo o mundo. Baseia-se na discussão de casos ou problemas em que o formando é estimulado a procurar de forma autodirigida as suas soluções e abordagens. O PBL assenta assim numa estratégia pedagógica centrada no formando, em que se procura que este aprenda e adquira competências por sua iniciativa. O método é frequentemente usado em pequenos grupos, de modo que o trabalho em equipa desperte diferentes abordagens e soluções, dando espaço a uma maior partilha e debate de abordagens e de conhecimentos, mas também estimulando a criatividade. O tutor/orientador assume aqui um papel diferente, essencialmente baseado na orientação e facilitação do processo de aprendizagem e de discussão, e pode lançar novos pontos de interesse, novas questões ou dar pistas importantes para modular o processo de aprendizagem. É, por isso, um método adequado para aplicar em pequenas comunidades formativas do internato médico, em que se procura uma discussão e partilha de conhecimentos ativa e regular.

O PBL apresenta como principais vantagens: o estímulo da motivação, do conhecimento de novas áreas do saber e da criatividade; impulsiona o pensamento crítico; fomenta as capacidades de análise e de decisão; as competências de trabalhar em grupo e de gestão de *stress* e desenvolve habilidades de análise, de julgamento, de previsão de resultados e de argumentação.

Entre as várias etapas do processo do PBL, destacam-se:

1. Apresentação do problema, que pode ser despertado pelo formador por uma circunstância real do exercício e do contexto, ou pelos próprios formandos, à medida que as soluções de problemas precedentes vão sendo discutidas;
2. Análise do problema com o nível de conhecimentos existente e criação de possíveis hipóteses de trabalho. Neste processo, o formando é estimulado a conceptualizar hipóteses e pontos de análise com base nos seus conhecimentos prévios;
3. Definição das áreas em que é necessária mais informação e pesquisa. Este processo é habitualmente tutelado pelo tutor/orientador, com sistematização de tópicos e áreas de trabalho a desenvolver;

4. Divisão de tarefas por pequenos grupos para pesquisa de informação;
5. Discussão em grupo dos resultados das pesquisas e reformulação de hipóteses e soluções encontradas para o problema base.

Diversos estudos têm mostrado que o PBL é efetivo no ensino pré-graduado de diversas áreas das ciências da saúde, mas também no ensino pós-graduado e de especialidade. Os benefícios passam pelo desenvolvimento de melhores competências clínicas, comparativamente aos métodos tradicionais de aprendizagem por estudo teórico, mas, também, um desenvolvimento nas dimensões cognitiva, comportamental e afetiva. A utilização de tecnologias de informação pode ainda fomentar a eficácia do PBL, fornecendo ferramentas úteis para a pesquisa de conhecimentos e de informação adicional.

Apesar de o PBL apresentar um potencial de eficiência superior aos métodos clássicos, pelo menos quando medido em *outcomes* do ponto de vista dos formandos (na satisfação, nas habilidades e no próprio ambiente de aprendizagem), a combinação de PBL com o ensino clássico totalmente tutelado pode apresentar-se como uma boa estratégia. Uma revisão sistemática revelou que a PBL é mais eficaz em *outcomes* de aprendizagem e formação de longo prazo, enquanto o ensino tradicional será mais adequado a *outcomes* de curto prazo. A eficácia da PBL é também variável em função da forma como os objetivos e estratégia de ensino são desenhados e estabelecidos, e também da forma como é incluído o *feedback* entre pares durante o processo de aprendizagem, sendo este uma ferramenta fundamental para o seu sucesso.

Mensagens a reter

— A aprendizagem em contexto de trabalho clínico facilita a transferência dos conhecimentos teóricos adquiridos durante o curso de Medicina para competências baseadas no trabalho e cultura profissional, de acordo com os padrões de cada especialidade médica.

— O *role model* forma pelo exemplo, ajudando a moldar a identidade profissional dos médicos internos que, através de observação e comparação, inspiram a sua própria conduta em termos de realização profissional, personalidade, poder, influência, estilo de vida e valores.

— Os benefícios do PBL passam pelo desenvolvimento de melhores competências clínicas, mas também pelo desenvolvimento do médico interno nas dimensões cognitiva, comportamental e afetiva.

BIBLIOGRAFIA

[1] Manley, K., Titchen, A., e Hardy, S. (2009). Work-based learning in the context of contemporary health care education and practice: A concept analysis. *Practice Development in Health Care, 8*, 87–127. https://doi.org/10.1002/pdh.284.

[2] Thistlethwaite, J. E. (2016). «Practice-based Learning Across and Between the Health professions: A Conceptual Exploration of Definitions and Diversity and their Impact on Interprofessional Education». *International Journal of Practice-Based Learning in Health and Social Care, 1*(1), 15–28.

[3] Schön, D. A. (1987). *Educating the reflective practitioner: Toward a new design for teaching and learning in the professions.* Jossey-Bass.

[4] Benbassat, J. (2014). Role modeling in medical education: the importance of a reflective imitation. *Academic medicine : journal of the Association of American Medical Colleges, 89*(4), 550–554. https://doi.org/10.1097/ACM.0000000000000189.

[5] Wood, D. F. (2003). Problem based learning. *BMJ (Clinical research ed.), 326*(7384), 328–330. https://doi.org/10.1136/bmj.326.7384.328.

4. A ÉTICA DA PRÁTICA CLÍNICA: DESENVOLVIMENTO DE COMPETÊNCIAS ÉTICAS AO LONGO DO INTERNATO MÉDICO

Paulo Santos, José Augusto Simões e Alberto Hespanhol

Resumo

A dimensão ética deve estar presente em todas as atividades formativas e de treino clínico ao longo do internato médico. Trata-se de algo que não se circunscreve a um capítulo ou a um curso específico, mas que deve estar presente e ser permanentemente equacionado ao longo de toda a duração do internato médico. A finalidade é a de desenvolver e consolidar competências complexas que integram um modo de ver, determinada forma de estar, incluindo a consciência, o carácter e a integridade do médico, e aspectos formais de orientação clínica, focados no caso concreto e mais reguladores. Um desafio sem fim, para ser exercitado ao longo de toda a vida profissional.

Perguntas-guia

1.ª — O que define um bom médico?

2.ª — Que semelhanças existem entre o processo deliberativo clínico e o processo deliberativo ético?

3.ª — Que estratégias são apropriadas usar para ensinar atitudes, valores e competências de natureza ética?

4.ª — Como treinar a análise de casos sob o ponto de vista ético na prática diária?

Um bom médico

O exercício da Medicina alicerça-se na aplicação da melhor evidência existente à pessoa concreta. O conhecimento gerado pela investigação aplica-se ao contexto biopsicossocial de cada um, incluindo os seus medos, ideias e crenças, e, no limite, do que é a sua própria expectativa face à saúde e à vida. Esta personalização implica a modelação da decisão clínica pela interposição do médico, profissional apto a diagnosticar o ou os problemas em questão, e a propor a melhor terapêutica capaz de alterar positivamente o seu prognóstico. É um sistema triangular integrativo, em que doente, doença e médico interagem ativamente, num dado contexto, com ganhos e perdas, no melhor interesse da pessoa, mas assimétrico na forma de lidar com a informação e de construir a decisão.

A relação médico-doente constrói-se nesta assimetria, percebendo o poder que significa e regulando-se no compromisso de dedicação ao serviço da humanidade e em seu benefício. A ética estuda e aprofunda o conjunto de princípios gerais que norteiam esta relação, definindo o código de atuação dos médicos e profissionais de saúde, e permitindo a sua aplicação concreta na prática do dia-a-dia.

Desde sempre, a melhor aplicação dos conhecimentos técnico-científicos em benefício do doente foi a garantia do compromisso médico nos princípios basilares da não maleficência, da justiça, da verdade, do sigilo e do respeito pelo ser humano. Porém, a história está repleta de acontecimentos em que os contextos ultrapassaram os princípios e o compromisso ético não foi suficiente para travar abusos na assistência e na experimentação. Em resultado, institui-se o primado da autonomia do doente, reconhecendo-o como capaz de conduzir as suas próprias opções em termos de saúde, ainda que este livre-arbítrio esteja necessariamente indexado à literacia, o que nem sempre se verifica.

Os problemas de natureza ética colocam-se frequentemente na atividade assistencial.[1] Situações simples, como a admissão a uma consulta com necessidade de priorização dos cuidados aos doentes que a aguardam, ou complexas, como as relacionadas com o início ou fim de vida, levam a uma reflexão sobre o poder da Medicina e dos médicos e, naturalmente, a uma ponderação de natureza ética. Esta discussão assume particular relevância quando se verifica um aumento da complexidade associada ao ato médico, da litigância, e da importância atribuída ao papel do utilizador dos serviços (doente), criando, mais do que um interesse, uma quase obsessão pela ética médica. Fora da medicina, o público contribui também para a discussão ao apresentar uma atenção crescente ao comportamento do médico, ao papel da tecnologia nas suas vidas e ao imparável crescimento dos custos com a saúde.

Um bom médico é então aquele que estrutura a sua prática num pensamento ético, alicerçado na experiência histórica acumulada, fundamentado numa prática baseada na evidência e capaz de alavancar a relação entre médico e doentes, percebendo e enquadrando os diferentes papéis e provendo para consolidar os processos que promovam a saúde.

Processo deliberativo

Sendo um sistema de valores baseado em princípios de orientação mais do que em regras de procedimento, a ética engloba aspectos deontológicos dirigidos à estabilização de uma determinada forma de estar, incluindo a consciência, o carácter e a integridade do médico, e aspectos formais de orientação clínica, mais focados no caso concreto e mais reguladores. São vertentes complementares e interligadas, mas diferentes na abordagem.

A bioética aplicada tem a vantagem de partir do caso para a análise, baseando-se nos problemas do quotidiano e na abordagem possível e desejável. É muito prática, mas arrisca ser normalista e redutora na criação de fluxogramas de decisão para cada contexto concreto. A ética essencial incorpora o humanismo, a arte, a história da medicina, as ciências sociais e a filosofia, mas tende a ser moralista e corporativa, indexando a decisão ao código de valores do médico.

Independentemente do processo, interessa refletir os objetivos definidos desde Hipócrates na tríade de intervenção terapêutica com a cura, o alívio do sofrimento e a empatia, sistematizados na simplicidade da expressão de «curar quando possível, aliviar quase sempre, e consolar sempre», aos quais acrescentamos hoje a possibilidade efetiva de prevenção. Percebido o objetivo de intervenção primária, secundária ou terciária, as estratégias para ação aparecem naturalmente, sejam já conhecidas ou a criar, assim como a forma de avaliar a sua execução.

A ética tem assim uma existência concreta sem os extremos de uma teoria impraticável ou de uma mera aplicação de protocolos predefinidos. Como em qualquer outra área, a ética transmite-se enquanto corpo de conhecimento, treina-se enquanto conjunto de atitudes e aptidões e pratica-se no exercício clínico diário. Do ponto de vista metodológico, estas dimensões são complementares e sequenciais na pirâmide de aprendizagem de Bloom (ver texto 2) e visam a aquisição de um conjunto de competências vertidas na prática assistencial. Mais do que saber ética interessa ter ética, ou seja, incorporar os princípios numa prática efetiva.

O papel do orientador/tutor é aqui fundamental, pelo exemplo da sua própria atuação enquanto agente ativo da interação com o doente, pela capacidade que tem de antecipar as necessidades do doente, pela experiência na resolução dos problemas que já lhe foram colocados e pela capacidade de incorporar disciplinas não médicas no seu próprio exercício. Complementarmente, é também importante a contribuição dos eticistas, da filosofia, da antropologia, da sociologia, da política e do direito, entre outros. E ambos devem aparecer apoiados numa estrutura organizacional que permita o desenvolvimento do formando, distribuída por períodos de ensino formal, de reflexão, de treino de pensamento crítico, de exposição a situações concretas, de discussão formal entre pares e com os doentes, e da estruturação do pensamento na composição de textos escritos.

Ensino de atitudes e valores e desenvolvimento de competências éticas

A relação entre médicos e destes com outros profissionais de saúde é objeto de atenção especial, uma vez que pode ter um impacto significativo na saúde dos doentes. Já no original juramento hipocrático, era devida a «honra ao professor que me ensina e aos seus filhos que comigo aprenderão», numa alusão clara à correção e urbanidade no trato devidas entre profissionais, e à solidariedade que nos impede de influir na livre escolha do médico pelo doente ou de condicionar a relação médico-doente, com prejuízo evidente para a sua saúde. Porém, esta solidariedade não obsta o dever de comunicar as infrações contra as regras técnicas e deontológicas de que se tenha conhecimento direto ou através dos doentes. O princípio foi, no entanto, entendido de forma unidirecional no respeito entre pares, considerados irmãos e irmãs, mas não tanto nas relações hierárquicas. Mais recentemente, a revisão de 2017 da Declaração de Genebra explicita de forma inequívoca que estes pares são os professores, os colegas e os estudantes, assumindo a cordialidade recíproca como dever ético fundamental dos médicos.

O respeito mútuo é particularmente relevante quando se olham para relações desiguais e hierárquicas, como a do aluno com o seu mestre ou do interno com o seu orientador, e também responsabiliza toda a estrutura hierárquica de coordenação e chefia dentro das instituições de saúde.

1. O respeito entre colegas é um fator fundamental no funcionamento das equipas, contribuindo para a motivação dos elementos e para a sua produtividade. Rogers[2] propõe uma classificação em dois tipos de respeito: aquele que é devido e aquele que é conquistado.

O respeito «devido» é distribuído igualmente entre os colaboradores. É inclusivo, pois atribui uma dignidade intrínseca a cada pessoa e a cada perfil, entendendo o posicionamento e as respetivas tarefas, mas integra e valoriza cada função no todo do sistema. O respeito conquistado é devido ao indivíduo pelo comportamento ou pela qualidade que apresenta e que geram valor acrescentado para a organização. Reconhece o trabalho individual e premeia o talento e a força de cada colaborador. Nesta perspetiva, não basta ter um cargo para ter o respeito dos colaboradores. O controlo exagerado, a gestão baseada primariamente no controlo de tempo e assiduidade, a falta de cortesia e o abuso de poder estão normalmente associados a falta de respeito «devido», característico de lideranças fracas e ineficazes. No outro extremo, a falta de reconhecimento do trabalho realizado, e até o roubar os créditos alheios, são sinais de falta de respeito conquistado. Na situação ideal, ambos coexistem de forma equilibrada, permitindo a competição, mas promovendo a equidade, em que os melhores são premiados e ajudam os mais fracos a crescer, o que contribui para o crescimento da equipa.

O respeito deriva também da competência e da confiança. Uma técnica eficaz passa por adotar uma postura de que tudo está bem feito e com boa intenção, partindo de uma análise positiva para a apreciação do erro inerente ao exercício e trabalhando-o no sentido de oportunidade de melhoria, sem que isso signifique falta de assertividade, desresponsabilização ou desculpabilização.

Mais do que um modelo de gestão, este é um exercício ético que se aplica à relação entre formadores e formandos na educação médica, tanto pré como pós-graduada, percebendo que não basta ter a posição para obter o respeito de todos, tanto de um lado como do outro. Uma relação de respeito valoriza o papel de cada um na organização, com benefício para o indivíduo, para a equipa e para os doentes.

Treino de análise de casos sob o ponto de vista ético na prática diária

Não é fácil proceder a uma análise ética sem cair na tentação de uma caracterização moralista do trinómio médico, doente e a interação entre ambos.

Por isso, as instituições têm procurado definir um conjunto de competências passíveis de treino e de avaliação, englobando o respeito pelo doente, e seus familiares e cuidadores, o profissionalismo e a forma de interação com os pares e com outros profissionais, a responsabilidade nas tarefas a realizar, a personalização do contacto com os doentes, nas suas características e necessidades, a integridade profissional que envolve a conduta, a honestidade e a confiabilidade do comportamento do profissional. Este conjunto de competências está presente na prática, e é aí que se avalia, através de um questionamento constantemente sobre como se sentiria o próprio se determinado procedimento, atuação ou decisão lhe fosse direcionado, e tentando enquadrar a resposta não do ponto de vista normativo da instrução, mas do ponto de vista qualitativo da realização. Não interessa tanto o que é que se faz, mas o porque é que se faz assim, obrigando à discussão dos princípios e não dos processos ou dos resultados, sem perder de vista os objetivos que se pretende atingir.

Uma postura assim treinada ao longo do tempo ir-se-á consolidando ao longo da vida e refletir-se-á em melhores resultados na formação, na assistência e na relação hierárquica com os restantes colaboradores nos serviços.

Os processos de avaliação são também momentos de aprendizagem e interessa estruturar momentos de avaliação formal que permitam definir os estádios de evolução para cada etapa de desenvolvimento. A utilização de casos clínicos, simulados ou reais, e de textos escritos, seja sob a forma de investigação primária seja sob a forma de revisão estruturada, são maneiras interessantes para desenvolver e avaliar o conjunto de competências devidas em determinada fase da aprendizagem, permitindo avançar na formação com mais segurança e qualidade.

Mensagens a reter

— Mais do que um médico que sabe ética, interessa um médico que tenha e atue com ética. Por isso, a formação deve estar integrada num contexto suficientemente promotor desta capacitação, envolvendo um conjunto de atores em que o orientador/tutor tem um lugar central. Apenas existirá uma medicina ética nos médicos internos se os seus modelos, em primeiro lugar os orientadores e tutores, a cultivarem e exercerem, numa responsabilidade que a todos comprometa diariamente.

BIBLIOGRAFIA

[1] Allison C. (2011). Everyday ethics: learning from an 'ordinary' consultation in general practice. *London journal of primary care, 4*(1), 72–76.

[2] Rogers K. (2018) Do your employees feel respected? *Harvard Business Review, 96*(4), 62–70.

5. AS INTERAÇÕES NO LOCAL DE TRABALHO E O TREINO DO PROFISSIONALISMO

Raquel Braga, Clara Fonseca e Hugo Rocha

Resumo

São discutidas as especificidades da formação em contexto laboral e as competências técnicas e emocionais necessárias ao estabelecimento de uma relação de confiança mútua entre orientador e interno.

Perguntas-guia

1.ª — Que qualidades espera um interno relativamente a um orientador?
2.ª — E um orientador, que qualidades espera encontrar num interno?
3.ª — Que tipo de interação pode ser estabelecida entre ambos para que o processo formativo avance da melhor maneira?
4.ª — O que é necessário para promover uma cultura profissional positiva?

Introdução

Na formação de adultos em local de trabalho há um contrato-programa de aprendizagem que implica um compromisso do formando e da equipa que o recebe para o realizarem em conjunto.

Tanto a aprendizagem como o trabalho, sendo primeiro individuais, são também coletivos e de grupo, e se a implicação dos envolvidos for parcial, é bem possível que este contrato não chegue ao seu termo.

A interação e as transações entre as várias pessoas e, em particular, entre formando e formador podem, de acordo com a análise transacional[1], ser cruzadas, complementares, escondidas ou simbióticas. É importante identificar atempadamente a personalidade que cada um assume neste tipo de transações (de pai, adulto ou criança) para melhor regular o processo formativo e o quotidiano de trabalho, de forma que formadores, formandos e equipa de trabalho cresçam e se desenvolvam.

O tempo de partilha, de consulta ombro a ombro e a interação interno-orientador são frequentes no contexto de trabalho, e a empatia poderá ser a chave para uma relação adequada. Tem de ser ensinada, aprendida e cultivada na relação médico-doente e não pode ser descurada na relação interno-orientador. A resiliência, o empenho e a boa vontade são também determinantes, e orientador e interno devem espelhar maturidade e desenvolver respeito e confiança mútuos, sem alimentar paternalismos.

Mesmo que o «outro» não seja aquilo que se idealizou, ou seja, constante, é possível construir uma relação profissional salutar e propiciadora de oportunidades de crescimento para ambas as partes. É natural que surjam momentos de tensão, conflito ou impasse, em que orientador e interno se sintam desapontados, injustiçados, negligenciados, sobrecarregados, mal-entendidos ou pouco apreciados. Perceber que a relação entre o interno e o orientador tem de ser objeto de reflexão e cuidado é um passo para não a deixar iniciar ao acaso e evitar que se deteriore.

Igualmente fundamental é criar um ambiente de trabalho agradável e cordial, com gestos atenciosos e positivos, e incentivar o humor e a partilha. As emoções são um motor de aprendizagem, e fomentá-las, ou conversar acerca delas, pode aliviar a ansiedade, diminuir o *stress* e favorecer a reflexão necessária sobre comportamentos e reações.[2]

Não se pretende nem se deve permitir que a relação orientador-interno ultrapasse o nível estritamente profissional. O vínculo interno-orientador inscreve-se num ambiente de trabalho, e o orientador deve sempre olhar para o interno com isenção, justiça e consideração, não deixando que os seus sentimentos se sobreponham às necessidades que este, legitimamente, tem. O inverso também deve ser observado. Isto é particularmente relevante na equidade e justiça no acesso a oportunidades formativas, no processo de autonomia e nos momentos de avaliação.

É fundamental que o orientador goste de o ser e considere essa função prioritária na sua atividade diária, disponibilizando tempo e vontade para despender com o interno. A dedicação e interesse, que passam também pela capacidade de escutar e de ser um suporte emocional e de retaguarda na tomada de decisões, e nas dificuldades que o interno possa ter na relação com os doentes, são cruciais para que este se sinta seguro, confiante e à vontade para mostrar as suas fragilidades. Cultivar a atenção, a acessibilidade, bem como ser permeável a novas formas de pensar e mesmo de alterar a prática clínica, se necessário, são fatores que, se presentes desde o início da relação, dão generosos frutos ao longo do processo formativo.

Um orientador de formação deve ter disponibilidade para comunicar e ser um excelente profissional.[3]

A comunicação entre orientador e interno

A essência de qualquer relação implica o estabelecimento de uma comunicação efetiva (ver texto 8 no Capítulo II). A qualidade da relação entre orientador e interno depende da disponibilidade de ambos para comunicar de forma clara, aberta e autêntica, criando a base para um vínculo de confiança mútua. O orientador é aquele que apoia, protege e alimenta simbolicamente e, simultaneamente, delibera, pesa e ajuda a ponderar as vantagens e desvantagens, avalia as possibilidades de sucesso, se informa e transmite as informações.

Durante a atividade formativa e clínica, a interação entre orientador e interno acontece igualmente através da comunicação não-verbal e de processos comunicativos simples. Uma leitura atenta das componentes não-verbais permite que ambos sejam capazes de interpretar as emoções e mensagens, facilitando o entendimento comum.

A progressiva responsabilização e a autonomização dos internos encerram também uma carga importante de subentendidos, como a expectativa em relação ao apoio, por parte do orientador, e à responsabilidade e profissionalismo do interno, nomeadamente no cuidado com os gestos e os registos clínicos, no cumprimento de prazos e compromissos e na tomada segura de decisões. Por vezes, quando os subentendidos aparentam falhar, é preferível discuti-los e clarificá-los para definir estratégias de atuação e evitar mal-entendidos.

Determinados momentos do percurso formativo implicam uma escuta ativa por parte do orientador, por exemplo, aquando de decisões sobre aspectos curriculares, dificuldades decorrentes da prática clínica ou da autonomização progressiva. A escuta ativa exige que o foco seja o interno e o que este verbaliza, sendo complementada com aspectos reflexivos, perguntas abertas e exploração de pensamentos e emoções.

Esta dedicação traz benefícios para ambos: o interno poderá sentir que é compreendido e respeitado, assim como o orientador conseguirá conhecer melhor as angústias e necessidades do interno que, eventualmente, nem o próprio reconhece.

Transmitir *feedback* é outro aspecto relevante da relação orientador-interno. Por vezes, o grau de proximidade e confiança que se cria torna difícil essa tarefa, e há orientadores que não conseguem, com sinceridade e objetividade, assinalar as falhas nem os aspectos menos bons, ou que, pelo contrário, não se lembram de elogiar e dar reforço positivo. Não o fazer pode constituir motivo de desânimo e insegurança e transmitir desinvestimento na relação.

No outro extremo, há orientadores demasiado críticos e que não empregam o devido respeito, cordialidade ou diplomacia no momento de comunicarem as suas impressões. Há também internos com dificuldade em receber críticas, mesmo que construtivas, e fazer delas oportunidades de crescimento e melhoria.

Pode ser útil aproveitar as situações concretas em que os incidentes ocorrem, mas com o cuidado de o fazer em privado, de forma construtiva. Se as condições de privacidade não forem garantidas, ou o orientador não estiver seguro da sua opinião, é preferível diferir a conversa para outro momento, em que as circunstâncias adequadas possam ser asseguradas. Num dia-a-dia sobrecarregado, em que outras prioridades se impõem, criar reuniões para aconselhamento e *feedback* é uma alternativa mais segura.

Os médicos orientadores como modelo de referência

Possuir um perfil técnico-científico adequado reveste-se da maior importância para o orientador. O interno deverá conseguir ver o seu orientador como um excelente médico, com quem é possível tirar dúvidas, discutir casos clínicos, debater artigos científicos e projetar estudos originais. Neste tipo de interação, o orientador não deve ser olhado como detentor de todo o conhecimento, mas como alguém que sabe fazer boas perguntas. Um profissional consciente, capaz de apontar boas fontes de informação e de suscitar a sua leitura e análise crítica. Para que isso aconteça, compete ao orientador tomar a iniciativa de criar momentos propícios à troca de saberes teóricos e técnicos com o interno, que possam constituir um complemento enriquecedor da prática clínica e dos quais se retirem reais ganhos formativos.

Ao motivar para a permanente atualização técnico-científica, mostrando-se ele próprio atualizado, o orientador torna-se motor e modelo de uma prática assente na melhor evidência científica disponível. E, no que respeita à avaliação, o interno vai sentir-se mais justa e corretamente avaliado ao (re)conhecer a competência do seu avaliador.

Formação de identidade e cultura profissional

A formação de uma boa identidade profissional decorre, habitualmente, de o interno estar inserido em instituições ou ambientes de trabalho com práticas que cultivem o altruísmo, a responsabilidade, a excelência, a honra, a integridade, o respeito pelos outros e o sentido de dever e de voluntariado. Estes valores levam, quase inevitavelmente, ao contágio e aquisição destes comportamentos, que são a essência do profissionalismo.[4] Pelo contrário, ambientes em que as más práticas e comportamentos pouco profissionais sejam frequentes podem desenvolver atitudes contrárias no interno, levando a um círculo vicioso de má conduta, desinvestimento e desrespeito.

Caso o interno não detenha princípios inatos de responsabilidade e profissionalismo, estes devem ser transmitidos através do exemplo, da crítica construtiva e da análise de situações.[5]

A Carta do Profissionalismo (Quadro I) exibe comportamentos escrutináveis e que devem ser constantemente auditados no processo formativo. Estimular a reflexão sobre a resolução de problemas clínicos, a gestão da consulta, a relação com os doentes ou outros profissionais de saúde contribui para aquisição de novas qualificações, valores e comportamentos. As metodologias de ensino do profissionalismo e das competências não cognitivas devem sair do currículo informal e escondido para o currículo formal.

Como conclusão, apresentamos os resultados de um pequeno grupo focal organizado com o objetivo de obter respostas às questões iniciais deste capítulo. Participaram dez médicos, incluindo orientadores e internos, inquiridos expressamente para o efeito. Os Quadros II e III evidenciam os principais aspectos da relação que são, respetivamente, valorizados pelo orientador e pelo interno.

Quadro I — Responsabilidades profissionais estabelecidas na «Carta do Profissionalismo»

- Competência profissional
- Assunção das responsabilidades profissionais
- Atualização pessoal em conhecimentos científicos
- Honestidade com os doentes
- Manutenção da confiança do doente na gestão de conflitos de interesse
- Confidencialidade sobre assuntos relativos aos doentes
- Relacionamento apropriado com os doentes
- Empenhamento na melhoria da qualidade dos cuidados de saúde
- Empenhamento na melhoria do acesso aos cuidados de saúde
- Distribuição justa de recursos finitos

Quadro II — Principais aspectos da relação orientador-interno valorizados pelo orientador

- Competências comunicacionais
- Empatia
- Respeito e admiração mútuos
- Motivação para aprender e ensinar
- Dedicação e exigência
- Capacidade de transformar as boas e más experiências em oportunidades formativas
- Saber ter tempo — demonstrar dar tempo
- Saber como dar *feedback*
- Mostrar estar presente nos momentos difíceis, mesmo que não de forma evidente
- Ser permeável a outras formas de pensar e estar
- Humildade
- Proporcionar autonomia e responsabilizar
- Organização e método
- Saber definir objetivos e cumprir prazos
- Resiliência
- Profissionalismo
- Estabelecer limites na relação, mesmo em relações próximas
- Abertura à mudança
- Mostrar ser desafiador
- Evidenciar que a formação do interno seja sempre prioridade
- Responsabilidade
- Confiança
- Cumplicidade

Quadro III — Principais aspectos da relação orientador-interno valorizados pelo interno

- Acessibilidade
- Disponibilidade: para ouvir, observar e ser observado (*role-model*)
- Sinceridade e flexibilidade
- Evidenciar confiança mútua e saber dar suporte emocional
- Saber fazer uma escuta ativa
- Saber dar *feedback*
- Cooperação e promoção de um fluxo de conhecimento, de crescimento/aprendizagem bidirecional
- Motivação/proatividade/espírito de iniciativa para o desenvolvimento profissional/curricular
- Reconhecer as fronteiras da relação
- Dedicação
- Curiosidade
- Exigência
- Capacidade de observar e analisar o interno sob o ponto de vista técnico
- Humildade
- Saber orientar e dar autonomia
- Segurança na decisão clínica

Mensagens a reter

— A qualidade da relação entre orientador e interno depende da disponibilidade de ambos para comunicar de forma clara, aberta e autêntica e deve ser objeto de reflexão.

— Transmitir *feedback* é um aspecto relevante da relação orientador-interno e a sua ausência pode constituir motivo de desânimo e insegurança.

— O orientador não deve ser olhado como detentor de todo o conhecimento, mas como alguém que sabe fazer boas perguntas.

— A formação de uma boa identidade profissional decorre de o interno estar inserido ambientes de trabalho que cultivem o profissionalismo e os seus valores devem ser transmitidos através do exemplo, da crítica construtiva e da análise de situações.

BIBLIOGRAFIA

[1] Jaoui, G. (2019). *Le Triple moi.* Robert Laffont.

[2] Geraci, S. A., e Thigpen, S. C. (2017). A Review of Mentoring in Academic Medicine. *The American journal of the medical sciences, 353*(2), 151–157. https://doi.org/10.1016/j.amjms.2016.12.002.

[3] Reilly, B. M. (2007). Inconvenient truths about effective clinical teaching. *Lancet (London, England), 370*(9588), 705–711. https://doi.org/10.1016/S0140-6736(07)61347-6.

[4] Martins e Silva, J. (2013). Educação médica e profissionalismo. *Acta Médica Portuguesa, 26*(4), 420–427.

[5] Braga, R. (2019). A necessidade do ensino do profissionalismo. *Revista Portuguesa de Medicina Geral e Familiar, 35*, 258–60.

CAPÍTULO II
O QUE SABER E COMO FAZER NUMA APRENDIZAGEM RELACIONAL

6. PAPÉIS DO ORIENTADOR E DO INTERNO

Paula Broeiro, Pascale Charondière e Sara Cardoso

Resumo

Neste texto discutem-se os papéis do interno e do orientador, os desafios extrínsecos e intrínsecos que lhes estão associados e os requisitos que determinam uma relação de formação eficaz.

Perguntas-guia

1.ª — Qual é o papel do orientador?
2.ª — Qual é o papel do interno?
3.ª — Como é que estes papéis se inscrevem numa relação?
4.ª — Quais os desafios que se colocam na prática e como os abordar?

Introdução

A formação específica é suportada por regulamentação própria e tem como protagonistas dois adultos médicos inseridos numa equipa, que é a unidade funcional do orientador, em contexto real de exercício, com um compromisso assistencial em que o interno exerce uma prática tutelada em autonomia progressiva.

A aprendizagem é, em si, contextual, uma vez que reflete a relação entre capacidades individuais e tarefas/necessidades do contexto de prática, sendo condicionada pelas suas próprias características, nomeadamente sociodemográficas e carga de doenças.

O objetivo da formação específica é «agir com sabedoria» e mobilizar saberes e recursos na ação e para a ação, com a finalidade de formar profissionais competentes.

O percurso formativo centra-se no interno, segundo os princípios do modelo andragógico de aperfeiçoamento e desenvolvimento de competências aplicadas, em que não basta saber, mas é preciso saber fazer bem — um modelo de formação virado para os resultados da aprendizagem, ou seja, para o desempenho.

Em Portugal, à semelhança de outros países, a formação específica dos internatos médicos tem como objetivo último o desempenho seguro de uma dada especialidade.

Qual é o papel do orientador?

A agenda EURACT (2005)[1] propõe uma definição de orientador enquanto «arquiteto de um ambiente estimulante de aprendizagem», que complementa um contexto formativo habitado por uma equipa multiprofissional. A equipa profissional funciona como uma comunidade de prática que, coletivamente, molda os internos mediante a cultura institucional que se transmite, inconscientemente, através de mecanismos de socialização, o designado currículo oculto.

As qualidades essenciais para ser orientador são: o profissionalismo, a prática clínica centrada no doente, as habilidades comunicacionais, o entusiasmo pela profissão, a consciência do seu papel como modelo e a reflexão crítica. O orientador, enquanto facilitador da aquisição de competências e da integração no local de trabalho, deverá aprofundar o conhecimento do interno, ajudando a explicitar os pré-adquiridos na profissão (e.g., experiências pessoais e profissionais).[2]

À medida que são atingidos os objetivos traçados para cada etapa do processo formativo, o orientador deve ser capaz de validar o grau de autonomia progressiva do interno. Ou seja, reconhecer que o interno vai gradualmente desenvolvendo uma prática independente, com cada vez menor grau de supervisão, e incentivar o seu desenvolvimento profissional planeado e suportado por *feedback* formativo.

Um papel implícito do orientador é o de transmissor de exemplos, através de valores, atitudes e comportamentos, pelo que a reflexão crítica é essencial para a construção da identidade e do treino profissional.

Para melhorar a qualidade do exemplo, é necessário aumentar a consciência desse papel e torná-lo explícito. Uma prática reflexiva torna igualmente possível analisar conflitos de valores no dia-a-dia e criar um ambiente de aprendizagem seguro e protegido.

Nas unidades, os orientadores devem integrar equipas que colaboram na formação dos internos. Cabe ao orientador selecionar experiências formativas, ajudando a definir um percurso. Na medida em que conhece a complexidade da organização e do sistema de saúde, o orientador tem noção das situações com efeitos mais transformadores, pelo que pode alargar a rede relacional do interno, verificar a sua integração na(s) equipa(s), convidá-lo a cooperar e a autoavaliar-se e, ainda, avaliar e evidenciar os seus progressos. Deve também atuar como modelador de propostas formativas para o interno, já que conhece as suas caraterísticas e o contexto organizativo e profissional.

O acompanhamento programado do orientador permite que o interno/estagiário/aluno tenha plena noção das suas potencialidades e limites, dos constrangimentos e oportunidades da vida em equipa e das hierarquias do serviço. Sem a intervenção do orientador, a integração, a socialização e a qualificação do interno podem tardar.

O orientador é ainda um revelador das disfunções internas, das lacunas e das inadaptações de toda a espécie porque é chamado constantemente a analisar, compreender, julgar, prever, responder, justificar e comparar.

A diluição de responsabilidade na equipa não permite centrar a formação no interno como ser singular (e.g., adequação dos estágios ou avaliação). No internato médico, sinónimo de formação específica em exercício, é natural que o orientador seja o modelo mais significativo para o interno, uma vez que deverá existir uma relação de confiança mútua, muito próxima e prolongada no tempo.

Qual é o papel do interno?

Os adultos, em geral, aprendem quando reconhecem valor e controlam o próprio processo de aprendizagem. Na aprendizagem autónoma são obrigados a planear e a diversificar as experiências e a aprendizagem experiencial é essencial porque confere sentido ao próprio processo. As verdadeiras experiências mudam o indivíduo e são, por isso, transformadoras.

O interno é, assim, o agente ativo do seu processo de aprendizagem.

Enquanto médico, o interno adquiriu conhecimentos e competências prévias que irá desenvolver, aperfeiçoar e adequar à prática e à fase de formação específica do internato em que se encontra. Enquanto corresponsável pelo sucesso da sua formação, deverá reconhecer o perfil de competências a adquirir, explicitar as suas necessidades educacionais e planear as atividades a desenvolver, de modo a atingir os objetivos propostos.

Esta reflexão é essencial para facilitar o papel do orientador enquanto modelador de propostas formativas, de acordo com o perfil pessoal e de aprendizagem do interno.

Além das tarefas específicas descritas no programa de formação do internato, é essencial que o formando desenvolva a capacidade de funcionar como membro de um sistema integrado de prestação de cuidados de saúde e de receber supervisão de outros médicos da equipa. Os múltiplos papéis do interno representam uma diversidade de interesses e oportunidades de aprendizagem, e, para que se mantenham motivados, os internos necessitam de *feedback* formativo do orientador e da equipa, o qual exige esforço individual e maturidade pessoal.

Quais os desafios que se colocam na prática e como os abordar?

Os desafios que a formação de outros médicos traz aos orientadores e às unidades funcionais são de natureza diferente. Podem ser categorizados como:

1. Os controláveis pelo orientador
   a. Assegurar disponibilidade para orientação mesmo em períodos de grande sobrecarga.
   b. Garantir a continuidade de cuidados às pessoas na presença de um ou mais internos.
   c. Gerir as preferências dos utentes quanto ao médico, orientador *vs.* Interno.
2. Os extrínsecos à relação orientador-interno
   a. Assegurar tempo protegido do orientador e respetiva compensação pela função.
   b. Gerir a interdependência entre formação e a prestação de cuidados, criando um ambiente protegido, na existência de subordinação hierárquica comum.

Como é que estes papéis se inscrevem numa relação?

A relação entre orientador e interno é assimétrica quanto aos papéis e às responsabilidades. Por existir experiência prévia, na própria profissão, de relação assimétrica (relação médico-doente centrada no paciente e não paternalista), embora diferente quanto aos objetivos e contextos, esta poderá ser útil à compreensão da relação orientador-interno e desdramatizar a dificuldade de se ser, ou vir a ser, orientador. Sugere-se, assim, ponderar usar o paralelismo com a relação médico/doente, assumindo, no contexto formativo, que o orientador é especialista numa dada área e o interno é especialista nas suas necessidades educacionais e modo de aprender.

São requisitos para uma relação orientador-interno eficaz o conhecer as características pessoais do interno, reconhecer e aceitar a diversidade de comportamentos, adotar comportamentos assertivos e comunicar com clareza, dar *feedback* e aplicar técnicas de resolução de problemas. Importa, porém, clarificar que, para existir uma relação formativa efetiva que se pretende aberta e independente, é necessário que ambas as partes sejam capazes de explicitar conflitos de valores quando estes existem.

Mensagens a reter

- A interação entre orientador e interno visa assegurar um desempenho profissional adequado.
- A relação entre orientador-interno, apesar de assimétrica, é próxima e prolongada e deve atender aos objetivos comuns e aos conflitos de valores.
- Conhecer as características pessoais do interno, reconhecer e aceitar a diversidade de comportamentos são requisitos indispensáveis para se estabelecer uma relação eficaz de orientação-aprendizagem.
- O orientador é um transmissor de valores e um modelador de propostas formativas. Oferece o contexto de exercício clínico protegido, estimulando a aprendizagem do interno, dando *feedback* construtivo e avaliando.

BIBLIOGRAFIA

1 EURACT. (2005). *EURACT Educational Agenda, European Academy of Teachers in General Practice EURACT* Heyrman, J. (Ed.). Leuven. https://euract.woncaeurope.org/sites/euractdev/files/documents/publications/official-documents/euract-educationalagenda.pdf.

2 *Trainer Hub.* Royal College of Physicians of Ireland Website. (n.d.). https://www.rcpi.ie/Learn-and-Develop/Trainer-Hub.

7. PROCESSO DE ORIENTAÇÃO CENTRADO NO FORMANDO E INDEXADO A COMPETÊNCIAS

Ana Carvalho Póvoa, Maria João Lopes e Victor Ramos

Resumo

Neste texto propõe-se que os princípios essenciais do método clínico centrado no doente possam inspirar também o decurso da orientação e aprendizagem no internato médico. Este processo, em Portugal, decorre em contexto clínico e assistencial real, com base num contrato de trabalho com obrigações e responsabilidades de prestação de cuidados de saúde por parte dos internos. Ambos os processos de «relação de ajuda» (o do médico em relação ao doente e o do orientador em relação ao formando) partilham um conjunto comum de princípios, sendo possível estabelecer várias analogias de natureza prática que podem aumentar a efetividade, tanto da atividade assistencial como da formativa e de aprendizagem e treino clínico.

Perguntas-guia

1.ª — Como lidar com a singularidade pessoal e profissional de cada formando?

2.ª — Como abordar os processos intersubjetivos no processo de orientação?

3.ª — O método clínico centrado na pessoa pode ser usado como analogia para a orientação centrada no formando?

4.ª — Que sentido e que utilidade prática pode haver na elaboração e monitorização reflexiva de um acordo de compromissos entre orientador e formando?

5.ª — Como manter todo o processo indexado a competências explícitas?

Medicina centrada na pessoa e orientação centrada no interno

O percurso formativo é experienciado de forma singular por cada formando e esta singularidade decorre das características pessoais, dos pré-adquiridos, das expectativas e experiências, e dos modos de interação e relação com o(s) outro(s).

A orientação tem por base processos relacionais intersubjetivos, em contexto e relação de trabalho, que devem ser tornados conscientes, e continuamente analisados e aperfeiçoados. Nesta perspetiva, os princípios do método clínico centrado na pessoa podem ser aplicados pelos orientadores e tutores de formação médica aos seus formandos.[1] Também o treino da medicina centrada na pessoa pode ser potenciado se a orientação da formação seguir princípios similares, tais como:

- Explorar perceções e crenças sobre as competências a atingir;
- Desenvolver relações de mútuo respeito, confiança, honestidade, rigor e transparência;
- Colocar em primeiro plano os recursos e os pontos fortes do formando, bem como as suas necessidades de aprendizagem e treino;
- Acertar as expectativas, compromissos e objetivos entre os intervenientes no processo de formação;
- Tomar decisões partilhadas centradas nos objetivos do formando quanto às estratégias e métodos para aquisição das competências.

Centrar a orientação no formando implica vários fatores, nomeadamente: estimular este a assumir protagonismo e responsabilidade pela sua aprendizagem; assumir a flexibilidade na escolha das experiências formativas, em alternativa a percursos uniformes e rígidos; aceitar o princípio da equifinalidade, segundo o qual podem existir vários caminhos possíveis para atingir os objetivos previstos. Esta prática pode ser vista como um exercício de translação do método clínico centrado na pessoa para a orientação da formação médica.

Consciência de si e dos papéis de cada um

A relação do formando com o orientador e outros profissionais que participam na sua formação é uma ligação de trabalho entre profissionais adultos.

Tem subjacente o interesse pelo desenvolvimento profissional e pela carreira, a partilha de responsabilidades, a compreensão, a confiança mútua e o respeito.

Tal como é possível analisar a relação médico-doente como um jogo complexo de papéis, o mesmo acontece no processo de orientação. O tutor deve ter consciência de si, das suas competências, das suas limitações e do seu papel enquanto orientador, ao invés de superior hierárquico ou «formatador» do outro. Deve praticar diariamente o princípio do exemplo (*role model*), estando ciente de que poderá ser referência para o interno no exercício da sua especialidade médica.

É decisivo envolver o formando na prática clínica diária, com a supervisão adequada ao seu estádio de formação (ver texto 11), seja no contexto da micro equipa habitual, seja diversificando a convivência profissional com outros especialistas e profissionais da sua, e de outras, unidades e serviços. Em todas as situações deverá estar garantido um ambiente seguro que promova progressivamente a autonomia e responsabilidade profissional. A imersão na prática, com treino diário de consultas e de outras atividades clínicas, bem como de gestão da mesma, colocam o formando perante novos problemas, dúvidas, dilemas e conflitos, todos eles ingredientes motivacionais para a aprendizagem e o desenvolvimento profissional.

O tradicional binómio «orientador-interno» (ver texto 6), tendo vantagens, pode ser redutor e empobrecedor se não ampliar e diversificar influências profissionais e formativas. Pode acontecer que as expectativas de cada parte sejam díspares, conduzindo a momentos de frustração, desencontro ou conflito. As equipas integradas de orientadores e formandos (ver texto 24), os grupos de «aprendizagem relacional e reflexiva» e outras modalidades em grupo podem contribuir para aprimorar o ambiente formativo.

Contextos formativos e centralidade do formando

Atribui-se cada vez mais importância aos contextos formativos (ver texto 2) e, como reflexo, a verificação de idoneidades formativas pela Ordem dos Médicos contempla as dimensões organizacional e relacional como fatores de qualidade da formação.

Num local de trabalho com uma cultura organizacional de aprendizagem permanente, o formando é encorajado a procurar ajuda para tomar decisões e resolver problemas, bem como para expressar dúvidas, inseguranças e receios. Estes são momentos-chave formativos.

Num país com diferentes realidades geodemográficas e socioeconómicas, é desejável aproveitar esta diversidade para promover o contacto com vários contextos, equipas e profissionais.

Capacidades reflexivas e qualidade da orientação

O interno deverá ser o principal protagonista da sua formação. A capacidade de autorreflexão e de autoconhecimento sobre a evolução da aprendizagem são competências fundamentais e devem ser encorajadas e desenvolvidas desde o início da formação, e manter-se ao longo da vida.

Neste sentido, um exercício a executar ao longo da formação é o de auto-observação, com monitorização da evolução da aprendizagem, sob apoio dos orientadores e da restante equipa. Isso deve ser feito com métodos estruturados, embora com abertura para adaptação às características de cada formando. Este exercício pode ser mais rico quando partilhado entre formandos em diferentes fases do percurso formativo, podendo alertar para novas oportunidades de aprendizagem.

Em relação ao orientador, as práticas de autorreflexão, autoconhecimento e de formação contínua sobre como ser mais eficiente na função são indispensáveis para a qualidade do seu papel.[2] Isso ajudará a identificar e a evitar cair em erros como, por exemplo, o de se centrar em si próprio, tendendo a incutir no(s) outro(s) os seus valores pessoais e, até, os seus modos de ver e de estar como pessoa.

Acordo ou carta de compromisso

Poderá ser útil explicitar um acordo ou carta de compromisso que deve ser revisto regularmente. Alguns orientadores utilizam um texto estruturado, como exercício de apoio à reflexão mútua, e uma matriz de monitorização. Componentes deste texto de comprometimento poderão ser: os princípios e estratégias acordados (referindo, por exemplo, os valores e princípios abordados neste texto); os compromissos assumidos pelo interno (concretizando aspectos práticos sobre como vai assumir a responsabilidade e o protagonismo pela sua aprendizagem); os compromissos assumidos pelo orientador (explicitando claramente qual o papel que se compromete a adotar); os compromissos comuns (incidindo sobre as principais dimensões relacionais e processos de decisão partilhada); e o método de reapreciação evolutiva e de aperfeiçoamento contínuo do processo de orientação.

Poder-se-ia abrir um parêntesis para os casos excecionais de internos, e também de orientadores, considerados difíceis (ver textos 5 e 8). O essencial é prevenir problemas antes que aconteçam. Daí a importância de antecipar e de explicitar com suficiente precisão os papéis e as responsabilidades esperados.

Equifinalidade — Chegar ao mesmo sítio por caminhos diferentes

É possível escolher entre experiências e percursos formativos diversos que permitam atingir os mesmos objetivos. Estimular e enquadrar a diversidade, garantindo o impacto formativo, contribui para percursos mais ricos, relações de aprendizagem mais profícuas e, em última análise, médicos mais bem preparados para lidar com a complexidade da prática clínica.

Etimologicamente, a palavra orientador deriva do latim *oriens*, que significa «leste, a parte do céu onde nasce o sol», e de *oriri*, «nascer, erguer-se, levantar-se». O orientador surge assim como guia, apontando objetivos e competências a adquirir, propondo e facilitando os métodos e meios para tal. Dispõe, ainda, da poderosa ferramenta que é o *feedback* (ver texto 10), visando realçar pontos fortes e aspectos a melhorar.

Se é verdade que o formando deve conduzir o seu percurso formativo, também é verdade que, neste caminho, existem ângulos-mortos, tal como, ao olhar através de um espelho retrovisor, a perceção do condutor é limitada em algumas perspetivas. Estes são os pequenos ou grandes detalhes, de carácter relacional, existencial ou técnico-científico, cujo conhecimento decorre do amadurecimento, da experiência clínica e do modo de ver a realidade, tudo coisas que o interno pode não saber que não sabe. Aqui, o orientador pode ser útil ao fazer incidir luz sobre estes aspectos. O mais curioso é que, também ele, pode encontrar no formando essa capacidade de ajuda, quando este partilha um novo conhecimento, uma visão diferente sobre um paciente ou caso clínico. Por vezes, mesmo a sua presença no ato da consulta pode levar o orientador a descobrir aspectos até aí desconhecidos.

O formando deverá também treinar a competência de dar *feedback* sobre o desempenho do orientador, procurando ser o mais específico e claro que conseguir.

Exemplos de práticas para reforçar a centralidade do formando

São infindáveis as possibilidades de diversificar práticas formativas e de expandir horizontes de aprimoramento profissional, muitas delas abordadas noutros capítulos deste manual. Destacam-se, em especial, as que envolvam dinâmicas de grupo, tais como: medicina narrativa; tertúlias reflexivas; atividades e visitas estruturadas, com o propósito, por exemplo, de conhecer a comunidade, os seus recursos e problemas; experiências humanitárias internacionais; entre outras.

A medicina narrativa, por exemplo, propicia a partilha de introspeções sobre a prática clínica e oportunidades de refletir sobre a vida humana e os processos da saúde e da doença. Pode levar a momentos de autodescoberta e ser uma ferramenta criativa para conhecer e compreender melhor os doentes, os orientadores, e outros profissionais de saúde com quem se trabalha.

Mensagens a reter

— A singularidade pessoal e profissional de cada formando deve suscitar no orientador atitudes de atenção, de abertura e de adequação às suas características e necessidades.

— Os princípios do método clínico centrado na pessoa podem ser aplicados no que se refere ao trabalho com os formandos.

— A aquisição de atitudes e de aptidões para uma medicina centrada na pessoa pode ser potenciada se a orientação da formação médica seguir princípios similares.

— O desenvolvimento de capacidades reflexivas e de questionamento crítico deve ser prioridade formativa constante.

— A explicitação e revisão regular de um acordo, «contrato» ou «carta de compromissos» pode ter vantagens para a eficácia da orientação da formação.

— Em geral, é possível escolher entre experiências e percursos formativos diversos para atingir os mesmos objetivos, isto é, as competências finais a adquirir.

AGRADECIMENTOS

Os autores agradecem às Dr.as Filipa Manuel, Liliana Valente e Natacha Murinello a leitura crítica e as sugestões para melhorar este texto.

Nota: os autores disponibilizam, a pedido, um exemplo de «carta de compromisso».

BIBLIOGRAFIA

[1] Shumway, J. M., Harden, R. M. (2003) *The assessment of learning outcomes for the competent and reflective physician Medical Teacher,* 25(6), 569–584.

[2] Carrapiço, E., Ramos, V., Gomes, A.M., Manuel, F., Gonçalves, H., Batista, L., Prudente, M., Varela, T., Correia, R. (2019). Modos de ver e de se ver na relação médico-doente: relato de uma atividade formativa. *Revista Portuguesa de Medicina Geral e Familiar, 35,* 244–51.

8. O MÉDICO COMO COMUNICADOR

José Mendes Nunes e Joana Azeredo

Resumo

Este capítulo aborda a comunicação e o porquê de ser indissociável da relação com o outro. Sublinha a importância de identificar necessidades formativas e alguns métodos para o fazer. Destaca situações que exigem atenção especial, tais como um doente considerado difícil e a comunicação de más notícias. Conclui que o saber comunicar se treina e aprimora ao longo da vida.

Perguntas-guia

1.ª — Porque é que saber comunicar é importante para o exercício da medicina?
2.ª — O que define um médico como comunicador?
3.ª — Como se aprende e ensina a comunicar?

Introdução

Os gregos diziam que a medicina se fazia de faca, ervas e palavras. Falar do médico como comunicador é abordar o seu saber em usar as palavras enquanto instrumento terapêutico. Aqui, as «palavras» são entendidas como tudo o que está no ato de comunicação. É através da comunicação que se estabelece a relação terapêutica, e esta é a base da medicina e de praticamente todas as suas especialidades clínicas.

Enquanto nas especialidades e subespecialidades mais focalizadas se tende a dar mais atenção à tecnologia e à execução de técnicas, as especialidades mais generalistas concedem uma importância muito especial à relação com o outro. Na base de todas as consultas, qualquer que seja a especialidade, está a comunicação e a relação. A Medicina Geral e Familiar é, em geral, a especialidade em que se realizam mais consultas ao longo de uma vida profissional, pelo que o Médico de Família (MF) tem, naturalmente, de saber usar a comunicação e a relação, desejavelmente com maior perícia que qualquer outro médico.

Comunicação e relação são indissociáveis, sem comunicação não há relação e o tipo e a qualidade desta depende da comunicação.

Qualquer médico, e o MF em especial, é um profissional de elevada alteridade, isto é, o seu trabalho depende muito dos restantes profissionais, com os quais forma uma equipa alargada. Contacta com outros especialistas, hospitalares ou não. Tem interfaces comunicacionais com a enfermagem e outros técnicos de saúde, como nutricionistas, psicólogos, terapeutas da fala, fisioterapeutas, farmacêuticos, etc. O MF relaciona-se, ainda, com autarcas, padres ou estruturas comunitárias (lares, centros de dia), com a Segurança Social, os familiares de doentes, amigos e até vizinhos.

No treino e ensino das habilidades comunicacionais deve existir a noção de que elas compreendem três dimensões: conteúdo, processual e percetual (Figura 1).

Figura 1. Dimensões das habilidades comunicacionais em cuidados de saúde

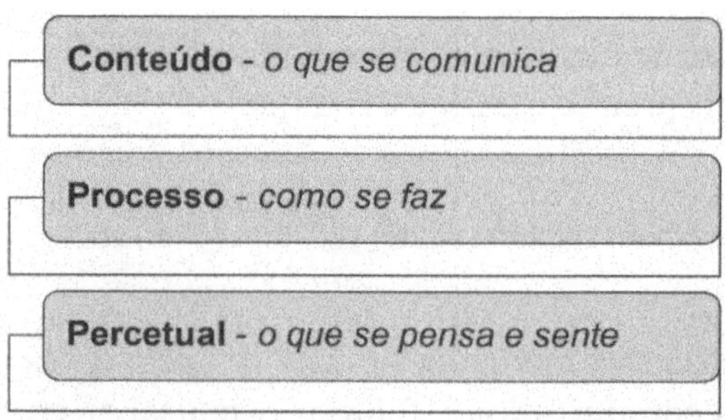

Enquanto na dimensão de conteúdos se define o que deve ser transmitido ao doente, na processual aborda-se o como transmiti-lo e, na percetual, a tomada de consciência de quem se é e o que se pensa. O nível percetual é a base que sustenta todo o comportamento. Nele estão as ideias, preconceitos, estereótipos, crenças, experiências e culturas do formando e do orientador, que condicionam os seus comportamentos e até o que se seleciona para dizer ao paciente. (1) Por isso é importante colocar-se a questão sobre o que se sente, na interação com os interlocutores, e porque se pensa o que se pensa. Quando se questiona o interno sobre o que sentiu na consulta, é frequente a resposta «eu senti que o doente...», sem ser expresso o que o próprio (interno) sentiu. O médico só pode sentir a sua própria emoção e saber o que se sente é importante na medida em que as emoções condicionam as decisões, clínicas ou comunicacionais, para além de poderem enviesar as perceções.

Métodos para identificar necessidades formativas

As dificuldades e insuficiências comunicacionais do formando devem ser identificadas, e podem sê-lo, através de estratégias e métodos que, aplicados com continuidade, permitem monitorizar a evolução da sua aprendizagem. No Quadro I enunciam-se alguns métodos que permitem identificar estas dificuldades.[1]

QUADRO I. Métodos para identificar internos com dificuldades comunicacionais.

Observação direta de consultas reais.
Avaliação de consultas simuladas com doentes reais.
Avaliação de consultas áudio e videogravadas com doentes reais ou simulados.
Teatralização de consultas.
Questionários aplicados aos doentes sobre a qualidade da interação com o interno.
Reclamações, reparos e opiniões de doentes.
Reclamações, reparos e opiniões de profissionais da equipa.
Avaliação de conhecimentos, habilidades ou atitudes.
Autorreflexões do interno.
Discussão dos aspectos comunicacionais de casos aleatórios
«Objective Structured Clinical Examination» (OSCE)

A avaliação das necessidades formativas do interno em comunicação parte da premissa de que todos os elementos da equipa contribuem e participam na formação. É uma avaliação e formação em 360°, embora o orientador tenha uma responsabilidade maior neste processo. Parafraseando um provérbio africano, «é preciso uma aldeia para educar uma criança». No caso em apreço, é lícito dizer que, para formar um médico, é preciso uma unidade (inteira) e vários outros serviços de saúde.

Dentro dos métodos possíveis para avaliar o interno na prática diária, o menos aplicável será o de OSCE (ver texto 30). No entanto, pode ser usado em avaliações mais formais, por exemplo, de final de ano. O ideal é ser o próprio formando a identificar as suas necessidades, pelo que a metodologia a usar pelo orientador será maiêutica, i.e., através de questões que promovam a reflexão do interno sobre o que faz e porque o faz, colocando-o em situações que o levem a dissonância cognitiva (ver texto 12). Eis alguns exemplos de comportamentos em que o interno deve demonstrar ser proficiente: 1) saber escutar e refletir sobre as experiências do paciente; 2) respeitar as perspetivas de todos os elementos da equipa de saúde; 3) evitar o uso do «medicalês» na relação com o paciente.

Intervenções para colmatar insuficiências comunicacionais

Uma vez identificadas as necessidades, impõe-se estabelecer metodologias que permitam colmatar ou, pelo menos, mitigar as dificuldades comunicacionais identificadas (Quadro II).

QUADRO II — Estratégias para colmatar deficiências comunicacionais

Consultas ombro a ombro (*coaching*)
Trabalho de reflexão individual ou em grupo
Leituras focadas
Visualização de vídeos didáticos, escolhidos em função do problema
Exercícios com doentes simulados
Teatralizações em que o interno pode aplicar novas técnicas
Análise crítica com *feedback* adequado de consultas gravadas
Aconselhamento
Frequência de grupos Balint

Nesta tarefa de ajudar o interno a melhorar o seu desempenho é possível ter como regra iniciar o comentário com aspectos positivos e só depois identificar aqueles que carecem de melhoria, estabelecendo como método fazer três elogios por cada crítica negativa. Para aumentar a probabilidade de o interno ter êxito nas suas ações, deve começar-se por propor tarefas simples e, progressivamente, evoluir para situações mais exigentes e complexas. De início, pode ser de grande utilidade isolar as técnicas comunicacionais e concentrar a atenção no treino de cada uma. Por exemplo, numa semana, abordar o fazer perguntas abertas, na seguinte, fazer resumos ou parafrasear, e assim sucessivamente. Há, então, a conjugação das teorias do interacionismo simbólico e do comportamentalismo[2], que implicam criar condições para que o interno tenha êxito no que faz e felicitá-lo quando tem bom desempenho (Figura 2).

Figura 2 — Relação entre desempenho e autoestima

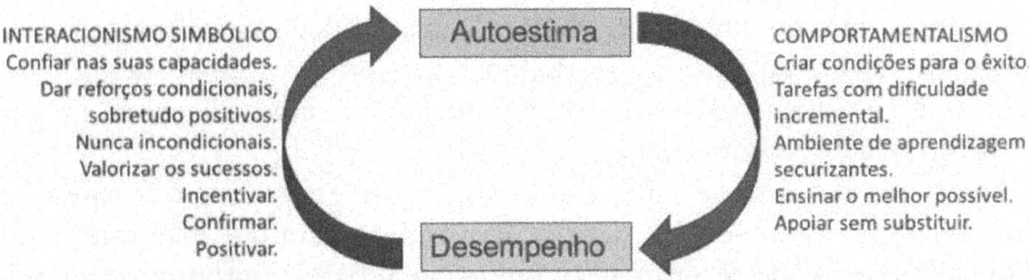

Situações comunicacionais mais exigentes

Existem algumas situações que, pela sua complexidade, exigem uma atenção especial e que se enumeram resumidamente, sem prejuízo de outras que se possam acrescentar.

1. Doente considerado difícil

A definição de doente difícil difere para cada médico, sendo que, na maioria dos casos, se relaciona com doentes cuja atitude é mais agressiva ou que exigem exames ou tratamentos com os quais o médico discorda.

É fundamental ajudar o interno a tomar consciência de que a ação gera reação e é obrigação do profissional quebrar este ciclo. A agressividade dirigida ao médico é dirigida ao papel que este representa e é influenciada pelas experiências prévias do utente no contacto com o sistema de saúde. Deve ser tomada consciência da diferença entre o *self* e o papel que o médico representa. Ao separarem-se estes dois conceitos, há capacidade de acolher a atitude do utente sem um sentimento de ameaça ou de reação imediata à sua crítica ou agressão. É fundamental validar as queixas e os motivos de consulta do utente e avaliar o motivo dos pedidos realizados. Por vezes, estes nada mais são do que uma forma desajeitada de pedir ajuda ao médico, procurando chamar a sua atenção. Após a validação dos motivos do doente, deve ser avaliada a sua pertinência à luz da melhor evidência científica e clarificada com o doente a sua real necessidade.[3]

2. Comunicar más notícias

Comunicar más notícias é uma das tarefas mais difíceis que os profissionais de saúde enfrentam, devido ao forte impacto psicológico no doente e na sua rede de apoio (quem recebe uma má notícia dificilmente esquece onde, como e quando ela foi comunicada).

O modo como se comunica ao doente o diagnóstico e a terapêutica influencia marcadamente a sua reação a ambos. Para que esta tarefa seja bem-sucedida, pode recorrer-se ao Protocolo SPIKES[4] (acrónimo desenvolvido por Buckman, de *Setting, Perceptions, Invitation, Knowlegment, Emotions, Strategies*), que consiste em seis passos simples, passíveis de serem ensinados e aprendidos.

Sem treino apropriado, o desconforto e a incerteza associados à comunicação de uma má notícia podem levar o profissional a um afastamento emocional do seu paciente. Neste processo haverá que ter sempre presente que a má notícia desencadeia uma tempestade emocional, a que se sucede um apagão emocional que exige tempo e energia para recuperar.

3. Doentes com sintomas somatoformes

Um problema frequente na consulta são os sintomas físicos não explicados por doença orgânica ou, dito de outro modo, a dolência sem doença identificada. Estas são das situações clínicas com maior exigência em habilidades comunicacionais.

A escolha da estratégia de comunicação mais adequada depende do objetivo da comunicação. Nestes casos, os objetivos são: 1) encontrar uma definição do problema que seja aceitável para médico e doente; 2) reduzir a preocupação desnecessária; 3) reduzir a limitação funcional (apesar da persistência dos sintomas); 4) melhorar a funcionalidade do doente e não procurar a extinção dos sintomas.

Perante estes pacientes, o interno deve ser orientado a procurar conhecer profundamente as suas dimensões somática, cognitiva, emocional, comportamental e social.

4. Doentes resistentes ao conselho do médico

A constatação de resistência de um paciente ao conselho médico é um sinal de que deve ser alterada a relação entre ele e o clínico. No âmbito do treino do interno, este deve centrar-se no saber aplicar outras formas de relação que não apenas o aconselhamento. Propõe-se como objetivos:

1. Saber isolar o problema que pretende abordar ou o comportamento que se aconselha a mudar;
2. Identificar os estádios de mudança e intervir de acordo com eles;
3. Saber usar réguas analógicas para avaliar a importância atribuída ao problema ou à mudança e saber utilizá-las para levar o paciente a falar sobre mudança;
4. Saber usar réguas analógicas para avaliar a autoeficácia percecionada pelo paciente para implementar a terapêutica ou a mudança e, sobretudo, ter capacidade de as empregar para levar o paciente a ganhar confiança.
5. Nunca aconselhar um paciente sem saber o que ele faz, por exemplo, não dar conselhos sobre alimentação sem saber o que o paciente normalmente come.

5. Doentes consumidores

Os doentes consumidores são extraordinariamente desafiantes do ponto de vista comunicacional e exigem que o médico desenvolva a sua assertividade. Nestes doentes é fundamental «deixar a porta aberta» e manter a «face do paciente», mas também organizar a agenda, deixar sempre a próxima consulta marcada e ter um plano bem estruturado e negociado, de modo que o paciente sinta as suas questões validadas e acolhidas. E, mesmo que ainda não as percecione como respondidas, saiba que terá um momento para as poder colocar novamente.

Neste ponto avoca-se a importância do treino da assertividade. O interno deve saber expressar o que pretende, reconhecer os seus deveres e direitos, declarando-os em tom calmo, sem levantar a voz e, sobretudo, saber ouvir primeiro os desejos, os interesses e as razões do interlocutor.

Mensagens a reter

— Saber comunicar nunca é um conhecimento que se possa dar por adquirido. É uma aprendizagem ao longo da vida, estando consciente de que comunicar bem é possível e sempre melhorável.

— Só o treino da comunicação garante a qualidade e o poder terapêutico do «fármaco médico».

— As regras, as técnicas e a ética que estão na base da comunicação clínica são as mesmas que se exigem na relação pedagógica orientador-interno. A melhor forma de o orientador ensinar a comunicar é mostrar como o faz na sua prática diária. A melhor forma de ensinar internos é mostrar-lhes bons exemplos.

BIBLIOGRAFIA

[1] Silverman, J. (2009). Teaching clinical communication: A mainstream activity or just a minority sport? *Patient Education and Counseling, 76*(3), 361–367. https://doi.org/10.1016/j.pec.2009.06.011.

[2] Duffy, F. D., Gordon, G. H., Whelan, G., Cole-Kelly, K., e Frankel, R. (2004). Assessing competence in communication and interpersonal skills: The Kalamazoo II report. *Academic Medicine, 79*(6), 495–507. https://doi.org/10.1097/00001888-200406000-00002.

[3] Edgoose, J. Y. C., Regner, C. J., e Zakletskaia, L. I. (2015). BREATHE OUT: A randomized controlled trial of a structured intervention to improve clinician satisfaction with «difficult» visits. *Journal of the American Board of Family Medicine, 28*(1), 13–20. https://doi.org/10.3122/jabfm.2015.01.130323.

[4] Baile, W. F., Buckman, R., Lenzi, R., Glober, G., Beale, E. A., e Kudelka, A. P. (2000). SPIKES — A six-step protocol for delivering bad news: application to the patient with cancer. *Oncologist. 5*(4): 302–11. https://doi.org/10.1634/theoncologist.5-4-302.

9. O SILÊNCIO ATENTO, A NEGOCIAÇÃO E OS DESAFIOS

Cecília Shinn

Resumo

Este capítulo propõe uma reflexão e sugere algumas atitudes e gestos em situações emocionalmente críticas na relação entre formandos e formadores. Aborda, em especial, o conceito e a prática do silêncio atento/escuta ativa; o processo de negociação, acordo e compromisso em situações de divergência ou conflito e como lidar com comportamentos disruptivos.

Perguntas-guia

1.ª — Em que consiste a escuta ativa perante um interlocutor preocupado?

2.ª — Quais as atitudes e gestos a ter na gestão do silêncio de quem procura compreender o outro?

3.ª — Quais os requisitos e etapas para uma negociação bem-sucedida em situações de conflito de interesses, posições contraditórias ou divergência de opiniões?

4.ª — Quais os desafios a superar face a um comportamento disruptivo?

O formador em medicina deve adquirir competências na área do conhecimento, profissionalismo, comunicação, reflexão e demonstrar estar integrado no sistema educacional e focado no formando. Tradicionalmente pensamos nas características cognitivas de um bom formador clínico na medicina (conhecimento médico e competências clínicas), mas existem características e atributos não cognitivos (comunicação, entusiasmo, criar ambientes positivos de formação, suporte). As competências cognitivas podem ser ensinadas, enquanto as competências não cognitivas estão ligadas a características pessoais tais como personalidade, estado emocional, gestão da relação, sendo assim mais difíceis de ensinar.

Exemplo de caso

Mário é médico interno na Unidade de Cuidados Portugal. Chega sistematicamente atrasado à sua unidade e sai sempre a horas. É competente, afável, organizado nas suas tarefas assistenciais, mas desorganizado nas tarefas formativas não assistenciais. Tem uma boa relação profissional com todos os elementos da equipa, mas é reservado e nunca participa nas atividades extracurriculares. Falta às vezes sem aviso prévio. Partilhou consigo que está preocupado porque acredita que não vai conseguir ter um bom currículo para a avaliação final.

> *«There is a difference between truly listening and waiting for your turn to talk.»*
>
> Ralph Waldo Emerson*

A comunicação é a base da vida social dos seres humanos e envolve não só falar e escrever, mas também ouvir. Ouvir requer concentração e treino e é muito mais que a ação fisiológica da audição. Quando estamos a ouvir podemos estar a: não ouvir; a ouvir marginalmente; a ouvir de ponto de vista de avaliação ou a fazer escuta ativa.

Estudos na área da psicolinguística[1] sobre «conversar» identificam padrões culturais independentes da estrutura da linguagem que determinam a velocidade com que o ser humano responde após a colocação de uma pergunta, mas é universal que falar um de cada vez, numa sequência de comunicações (*turntaking*), é uma competência e necessidade humana.

A gestão do silêncio para compreender o outro, quer seja na díade médico-utente quer seja entre dois clínicos, é uma estratégia utilizada na escuta ativa. O silêncio atento permite ao orientador conhecer melhor o interno e as suas competências. O silêncio atento durante a observação, sem proferir pensamentos ou *feedback* preconcebidos, permite um conhecimento mais profundo do sujeito. A atenção do orientador é um investimento na relação, no acompanhamento diário do médico interno mas particularmente nas

* Ralph Waldo Emerson (1803–1882) foi um escritor, ensaísta e filósofo norte-americano. Foi um dos fundadores do movimento chamado Transcendentalismo.

alturas de maior complexidade, incerteza, desafio, ou quando é preciso fazer avaliação formativa e apoiar o processo de *feedback* e reflexão (ver texto 10).

A escuta ativa remete para prestar atenção total a quem está a falar e aquilo que está a ser dito. Podemos demonstrar o nosso interesse através de respostas verbais e não-verbais, não interromper, ouvir sem julgar ou declarar uma tomada de posição e verificar a nossa compreensão. Exemplos de respostas verbais e não verbais são: movimentos adequados do corpo, postura que reflete envolvimento, expressão facial, contacto visual, demonstrar interesse nas palavras de quem fala, silêncio atento, e devolver emoções e conteúdo de forma resumida.

Negociação

Para ter impacto no percurso do médico interno, o orientador deve criar com ele uma ligação forte de confiança através da comunicação bilateral, da fiabilidade e compromisso com o percurso do formando, e do respeito pelo impacto do formando no formador e na equipa. Para criar um ambiente de confiança é necessário tempo e exposição a situações variadas que sedimentam sentimentos repetidos de confiança.

A ciência social demonstra que as pessoas têm tendência para responder às nossas ações com ações similares — cooperação e respeito geram cooperação e respeito —, e isto forma padrões de comunicação (cooperante *versus* competitivo). A reciprocidade comportamental é um mecanismo central na evolução da cooperação.

Numa situação de conflito ou diferenças de opiniões, a negociação implica ambos os lados trabalharem no mesmo sentido para chegarem a um objetivo partilhado satisfatório para ambos, com eventual necessidade de cedências de parte a parte, sem ressentimentos. A negociação evita a discussão e a imposição de soluções unilaterais que não respeitam a individualidade de cada lado e deixam insatisfação. Tem diversas etapas, tais como a preparação (conhecer os dois lados, clarificar consequências desejáveis e não desejáveis, concessões possíveis), partilha de informação, clarificação, resolução do problema, conclusão, implementação e avaliação do processo.

Comportamentos disruptivos

O comportamento disruptivo por parte de um membro da equipa pode levar ao erro médico[2], diminuição de satisfação por parte dos utentes, resultados desfavoráveis evitáveis, aumento no custo de cuidados e insatisfação com restantes colegas que queiram mudar de posição/equipa. A segurança e a qualidade dos cuidados de saúde dependem do trabalho de equipas, da comunicação e de um ambiente de trabalho colaborativo. Para promover um ambiente de segurança e trabalho de qualidade, as equipas devem avaliar situações em que o comportamento de algum membro é disruptivo. Os comportamentos podem ser: 1) agressivos--intimidatórios: de ameaças verbais ou físicas, recusa/impaciência ao responder a perguntas, recusa em devolver uma chamada/*e-mail*/pedido de ajuda, linguagem ou entoação verbal condescendente; 2) passivos: recusa em realizar tarefas, atitude não cooperante em atividades de rotina ou desvio de regras de equipa.

Alguns estudos[3] demonstram que muitos médicos têm dificuldade em gerir comportamentos disruptivos, mas não abordar o problema pode criar instabilidade na equipa. A abordagem destas situações exige que a equipa tenha expectativas claras em relação ao comportamento considerado profissional e ao comportamento disruptivo.

Os médicos internos «problemáticos» são uma minoria, mas consomem muito tempo à equipa formativa no seu sentido mais lato (formador, unidade, diretor de internato), pelo que se deve proceder precocemente à sua identificação. Quando estas situações ocorrem, é desejável que pelo menos uma das seguintes possíveis intervenções seja levada a cabo: conversa informal para acontecimentos únicos; intervenções de «chamada de atenção», não punitivas quando não existe um padrão de acontecimentos; plano de ação dirigido pelos superiores se os padrões persistem e processo disciplinar se os planos falham.

Aprender a lidar com os desafios

Considera-se que todos os médicos necessitam de treino em competências de intervenção formal com os colegas, e os orientadores devem receber treino especializado para intervenções mais complexas, que contemplem perceber as desculpas comuns, apresentadas aquando destes comportamentos, as racionalizações, as negações e as barreiras à mudança.

Existem diversos modelos estruturados que podem servir de auxílio após a identificação de um possível problema relacionado com um médico interno, mas o processo deve ser sempre centrado na pessoa, sistemático, exaustivo, justo e respeitador. Jennifer King[4], psicóloga que presta consultoria ao Sistema Nacional de Saúde britânico (NHS) na gestão de equipas, utiliza o modelo **CLADA** para identificação e gestão de problemas com pessoal médico. Avalia-se o médico interno de ponto de vista da sua **C**apacidade, do nível de **A**prendizagem, da motivação (***A****rousal*), de possíveis **D**istratores ao processo educativo e da sua sensação de **A**lienação da equipa. O importante é reformular a situação, encarando-a não como sendo «o médico interno problemático», mas como existindo uma dificuldade no processo formativo de um médico interno. É importante não deixar arrastar situações ou acumular incidentes, emoções e, potencialmente, situações em que os utentes não recebem cuidados adequados.

Na abordagem da situação, é preciso escuta ativa, assertividade (confrontar a situação e a pessoa com respeito), manter o foco no comportamento e não na pessoa, pensar em termos da equipa e manter o objetivo principal em mente (prestar cuidados de saúde aos utentes). A solução pode passar por mediação ou negociação entre duas pessoas, dentro da equipa ou consultar um mediador externo.

Tim Norfolk[5] apresenta o modelo ***RDM-p*** para identificar comportamentos disruptivos que passa por observar de perto o desempenho do indivíduo em quatro domínios — **R**elações, tomar **D**ecisões, ***M****anagement* (gestão/organização do trabalho, do próprio, dos outros) e **p**rofissionalismo (honestidade, integridade e confiança). Os fatores que influenciam estes domínios de desempenho podem ser aptidões, conhecimento, atitudes, qualidades pessoais e fatores externos.

O nível de competência influencia o desempenho (*R D M p*), e não existe desempenho de qualidade quando não se tem a competência adquirida para o fazer. Quando um formando não apresenta um desempenho adequado em geral, existe a tendência para nos focarmos nas áreas de conhecimento e nas aptidões, mas pode acontecer que estas sejam apenas parte da causa, ou não ser, de todo, a causa.

Outros fatores (ver Figura 1) podem interferir no desempenho e estar também na génese de comportamentos disruptivos: personalidade, saúde (fatores internos), família, casa, sociais, responsabilidade, recursos (fatores externos), cultura, experiências prévias, educação prévia (antecedentes).

Figura 1. Fatores que interferem no desempenho

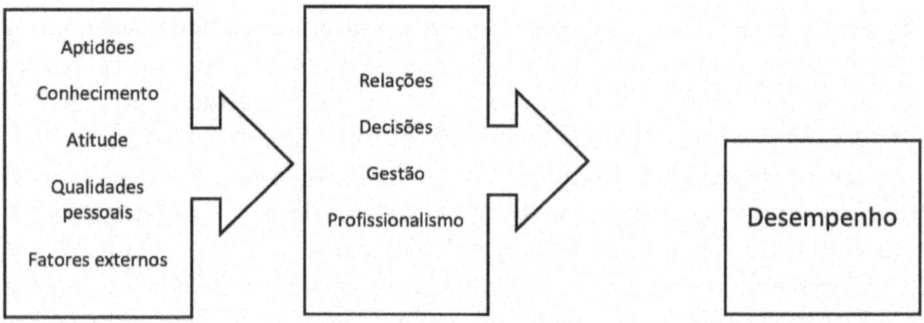

Para lidar melhor com estas situações, sugere-se que, primeiro, se colija evidência verbal, escrita, observada e partilhada pelo médico interno, em que cada item de evidência é depois avaliado para determinar em que domínio(s) incide e se o faz de forma positiva ou negativa. Posteriormente, identificam-se os fatores que possam estar a influenciar a situação e, através de um processo interativo, identificam-se as soluções.

Independentemente da estratégia específica, o processo de se lidar com desafios deve envolver o respeito pelas seguintes etapas e características:

- Usar princípios gerais de *feedback*;
- Abordar o problema logo que seja identificado;
- Ser específico e explícito, usar exemplos;
- Abordar o problema e não a pessoa;
- Permitir a expressão de sentimentos em relação a comportamentos;
- Permitir debate;
- Permitir ao formando sugerir soluções;
- Realizar num local, hora e ambiente apropriados;
- Não utilizar humor;
- Fazer um resumo no fim;
- Enunciar consequências explícitas;
- Fazer um *follow-up* organizado e explícito;
- Estar atento a situações/variáveis ocultas.

Mensagens a reter

— O orientador deve desenvolver as suas competências não cognitivas.

— Perante um interlocutor preocupado, haverá que saber gerir o silêncio atento/a escuta ativa.

— Ter em atenção a reciprocidade comportamental na abordagem de uma situação conflituosa.

— Face a uma situação disruptiva, é mais adequado colocar o foco na dificuldade no processo formativo, em vez de usar a etiqueta de «interno problemático».

E o Mário? O Mário é pai solteiro, mora ao lado da Unidade Portugal, mas um dos seus filhos é invisual e frequenta uma escola de apoio do outro lado da cidade (fator externo).

BIBLIOGRAFIA

[1] Kline, N. (2015). *Time to Think: Listening to ignite the human mind.* Cassell.

[2] Joint Commission. Behaviors that undermine a culture of safety. *Sentinel Event Alert.* Issue 40, July 9, 2008. https://www.jointcommission.org/-/media/tjc/documents/resources/patient-safety-topics/sentinel-event/sea-40-intimidating-disruptive-behaviors-final2.pdf.

[3] Burack, J. H., Irby, D. M., Carline, J.D., Root, R. K., e Larson, E.B. (1999). Teaching compassion and respect. Attending physicians' responses to problematic behaviors. *Journal of General Internal Medicine, 14*(1), 49–55. https://doi.org/10.1046/j.1525-1497.1999.00280.x.

[4] King, J. (2002). Dealing with Difficult Doctors. *BMJ Career Focus, 325*, 43. https://learning.bmj.com/files/pdf/transcripts/DifficultDoctorsTranscript.pdf.

[5] Norfolk, T., e Siriwardena, N. (2009). A unifying theory of clinical practice: Relationship, Diagnostics, Management and professionalism (RDM-p). *Qual Prim Care, 17*(1), 37–47. https://primarycare.imedpub.com/a-unifying-theory-of-clinical-practice-relationship-diagnostics-management-and-professionalism-rdmp.php?aid=1064.

10. DAR *FEEDBACK*

Mário Santos e Vanessa Sá

Resumo

Este texto aborda a importância do *feedback* no processo de aprendizagem, designadamente na formação médica em contexto de exercício profissional, como é o caso dos internatos. Descreve sucintamente alguns modelos e apresenta uma proposta prática, em quatro passos, para dar *feedback* em contexto de formação médica.

Perguntas-guia

1.ª — O que é o *feedback*?
2.ª — Porque é que o *feedback* é importante no processo de aprendizagem?
3.ª — Como dar *feedback*? Que modelos de *feedback* podem ser úteis em educação médica?

Introdução

Entende-se aqui *feedback* como um processo de transmissão de informação a uma pessoa sobre uma ação realizada, com o objetivo de melhorar o seu comportamento ou atitude futura.

O *feedback* está relacionado com duas dimensões que devem estar presentes no conteúdo da mensagem — a dimensão «desafio» e a dimensão «incentivo». Na prática, após observar a atividade, deve-se fornecer informação contendo «desafio» e «incentivo», ou seja, uma mensagem de estímulo e motivação para melhorar o desempenho.

Na Figura 1 apresentam-se quatro exemplos de *feedback* com conteúdos distintos, definidos pelas duas dimensões.

Figura 1 — As dimensões do *feedback*

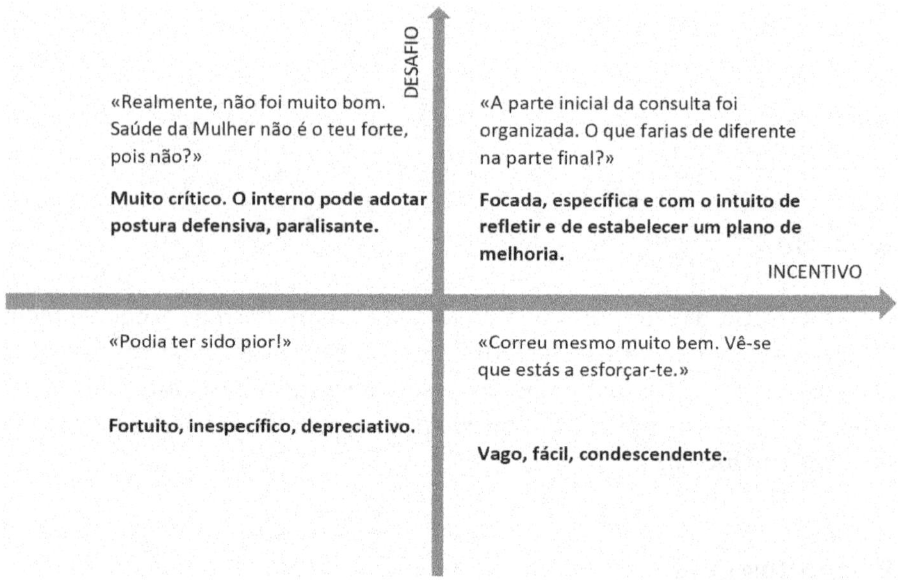

Fonte: adaptado do *workshop* «Como dar *feedback*», dinamizado pelo Prof. Pedro Marvão, na Faculdade de Ciências Médicas de Lisboa, 2019.

Dar *feedback* dirigido à pessoa, demonstrando apenas os erros e/ou omissões, leva o formando a justificar-se e a defender-se sobre o que fez, resistindo assim à mudança. Também o *feedback* que só revela aquilo de que o formando é capaz e faz bem não incentiva a vontade de mudar.

Porque é que o *feedback* é importante?

No contexto da educação médica, o *feedback* é útil enquanto diálogo que clarifica a consciência do formando no desenvolvimento das suas competências, o desafia a definir objetivos para melhoria e o incentiva a desenvolver estratégias que permitam que ela ocorra. Apesar do reconhecimento da importância do *feedback* para aprimorar o desempenho do formando, a literatura mostra que tanto os formandos como os formadores expressam insatisfação com a qualidade e quantidade do *feedback* recebido e fornecido. A relação formador-formando, a confiança do formando, a emoção e a cultura parecem afetar o objetivo do *feedback* e a melhoria de desempenho.

Num estudo sobre as preferências de aprendizagem dos *Millennials*, Janeve R. Desy[1] refere que estes cresceram a receber reconhecimento pelos seus esforços e que valorizam a tutoria, a aprendizagem personalizada e a necessidade de *feedback* explícito. Esta procura de *feedback* é vista como uma importante característica do formando, para que a informação de retorno seja bem-sucedida. A cultura, o ambiente formativo, a relação formador-formando e o nível de maturidade dos formandos são aspectos-chave que influenciam quer a recetividade ao *feedback* quer a sua procura e eficácia.

As características e o treino do formador também têm impacto na eficácia do *feedback*. No papel de formador ideal, um médico de família deve possuir, entre outras aptidões educacionais, o treino em competências para oferecer supervisão e *feedback* de qualidade. O investimento dos formadores em aprender essas competências traduz-se na satisfação dos formandos, reforçando uma cultura positiva de *feedback*. E o *feedback* proveniente de várias fontes pode resultar melhor na abordagem centrada na pessoa, comparativamente ao *feedback* de fonte única.

O *feedback* unidirecional pode ocasionar emoções negativas dos formandos, enquanto o *feedback* bidirecional parece estar associado a uma perceção mais justa do processo, motivando os formadores a desenvolver competências nesta área. Porém, as restrições de tempo, de formandos e formadores, limitam a qualidade e a frequência das interações de *feedback*.

Feedback e o processo de aprendizagem

Janet Lefroy[2] propõe uma representação visual do processo de *feedback* e dos seus resultados (Figura 2).

Figura 2 — Processos e resultados do *feedback*
— o que o interno deseja

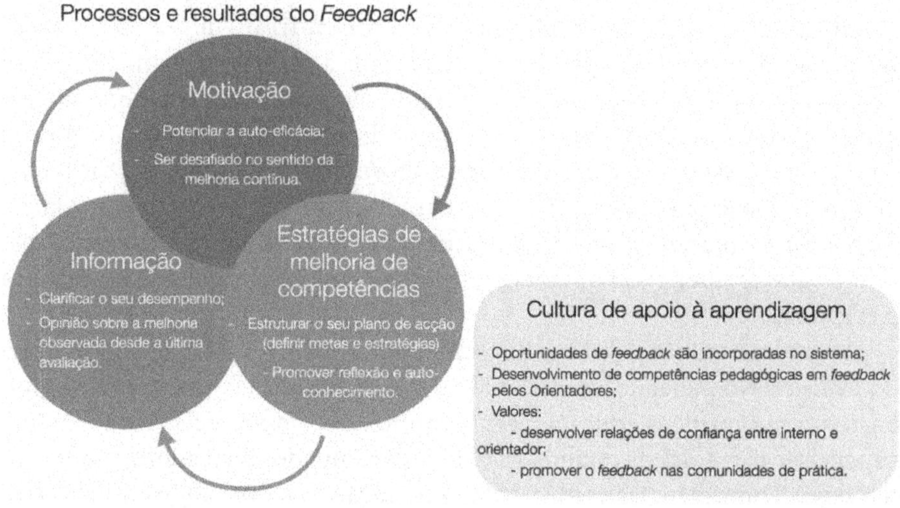
Processos e resultados do *Feedback*
Motivação
- Potenciar a auto-eficácia;
- Ser desafiado no sentido da melhoria contínua.
Informação
- Clarificar o seu desempenho;
- Opinião sobre a melhoria observada desde a última avaliação.
Estratégias de melhoria de competências
- Estruturar o seu plano de acção (definir metas e estratégias)
- Promover reflexão e auto-conhecimento.
Cultura de apoio à aprendizagem
- Oportunidades de *feedback* são incorporadas no sistema;
- Desenvolvimento de competências pedagógicas em *feedback* pelos Orientadores;
- Valores:
- desenvolver relações de confiança entre interno e orientador;
- promover o *feedback* nas comunidades de prática.

Fonte: adaptado de Lefroy, J., Watling, C., Teunissen, P. W., e Brand, P. (2015). Guidelines: the do's, don'ts and don't knows of feedback for clinical education. *Perspectives on Medical Education*, *4*(6), 284–299.

Os formandos procuram informação sobre o seu desempenho tendo em conta a avaliação prévia e as competências exigidas. Ao criar desafios e ampliar a autoeficácia (i.e., acreditar que se consegue atingir os objetivos a que se propõe), aumenta-se a motivação para se ter um bom desempenho. O *feedback* ficará incompleto se não resultarem, do processo de aprendizagem, estratégias que levem a um aperfeiçoamento das competências. Estes processos e resultados ampliam-se num *feedback* sistemático inserido numa cultura de aprendizagem construtiva e dialogante.

O processo de *feedback* deve fazer parte da aprendizagem médica, resultante de uma interação frequente e consistente entre orientador e interno, e entre interno e restantes profissionais da equipa.

A Tabela I sintetiza algumas sugestões sobre o que deve ou não ser feito durante uma sessão de *feedback* de forma a potenciar a sua eficácia.

Tabela I. Dicas para um *feedback* eficaz

O que fazer?	O que evitar?
Reserve um tempo e encontre um espaço apropriado.	Generalizar.
Esteja de acordo com o interno sobre o assunto a abordar.	Comentar aspectos que não podem ser modificados.
Comece sobre o que correu bem.	Criticar sem fazer recomendações.
Distinga entre a intenção e o efeito.	Ser falsamente amável — se houver espaço para melhorar seja específico.
Distinga entre a *performance* e o pessoal (ex.: «o que disse soou a juízo de valor» em vez de «faz juízos de valor»).	Esquecer que o *feedback* diz tanto de si como das pessoas a quem é dirigido.
Seja específico; descreva ações e/ou dê exemplos concretos.	Incluir erros ou dificuldades anteriores (exceto se é útil evidenciar um padrão de comportamento).
Identifique áreas de melhoria.	
Proponha alternativas.	
Valide se o interno compreendeu.	

A ausência de *feedback* pode ser interpretada como uma forma de comunicação não-verbal, levando o formando a: assumir que não existem áreas de melhoria e/ou desenvolvimento na sua prática, o que resulta na estagnação do seu processo de aprendizagem; deduzir uma falsa avaliação positiva nas suas competências; ou ter dificuldade na construção de uma relação de confiança com o orientador.

Como processo de troca de informação com intuito de aprimoramento clínico, o *feedback* pode ser categorizado em dois tipos: informal e formal. Na Tabela II, estão descritas algumas das características de cada tipologia.

Tabela II. Características dos tipos de *feedback*

***Feedback* informal**	***Feedback* formal**
Não planeado; frequente; resulta das interações do dia-a-dia.	Planeado e menos frequente.
Deve ser dado o mais próximo possível da observação/ atividade.	O «objeto» e a estrutura da avaliação são acordados previamente entre o interno e o orientador.
Curta duração (alguns minutos).	Duração variável, estabelecida previamente.
Conciso, específico e objetivo.	Abrangente, mas com recurso a comentários específicos sobre o desempenho.
Em privado, sempre que possível.	Individual ou em pequeno grupo.
Sem necessidade de suporte documental.	Pode resultar numa avaliação formal escrita.
Deverá estimular reflexão pessoal e identificação de áreas e ações de melhoria.	
Positivo (de preferência) ou negativo; sem julgamento.	

Como dar *feedback*?

Alguns modelos sobre como dar *feedback* foram desenvolvidos de forma estruturada.

- Descrição cronológica das observações

É a abordagem mais simples de realizar pelo orientador, reconstruindo os eventos que ocorreram durante a prática clínica. Este modelo pode ser adequado e útil para curtos momentos de *feedback*, mas pode tornar-se maçador se o orientador se perder em detalhes durante uma sessão longa.

- Modelo *sandwich* (modelo Pendleton)[3]

Este modelo começa e termina com *feedback* positivo, amortecendo os aspectos «ensanduichados» a melhorar:

1.º — O tutor descreve e analisa o que correu bem;

2.º — Aponta áreas que podem ser melhoradas com sugestões concretas;

3º — Reforça os aspectos positivos do desempenho demonstrado.

- Modelo do grupo (*Agenda-led, outcome-based analysis* — ALOBA):

Trata-se de um dos métodos desenhados para garantir que o *feedback* e a reflexão se sustentam nos objetivos pessoais do formando.[4] Neste modelo, o formando recebe *feedback* no seio de um grupo:

1.º — Abordar o formando sobre quais os objetivos que pretende atingir;

2.º — Perguntar que dificuldades encontrou e que ajuda o grupo lhe pode dar;

3.º — O grupo descreve o que viu e dá oportunidade ao formando para propor soluções;

4.º — Todos os membros do grupo colaboram na proposta de soluções para ultrapassar as dificuldades.

Feedback em quatro passos

À luz dos modelos anteriores, e procurando a sistematização prática de uma sessão de *feedback*, apresenta-se uma proposta estruturada em quatro passos.

1.º passo: preparação para o *feedback*

- Certifique-se de que o formando deseja *feedback* e está consciente de que o vai receber (defina de forma clara o objetivo da sessão);
- Reúna toda a informação de que precisa;
- Assegure-se de que tem conhecimento dos aspectos positivos e enumere as áreas de melhoria (com a evidência dos factos observados e/ou avaliados);
- Certifique-se de que tem conhecimento e está relacionado com os objetivos educacionais;
- Procure criar um ambiente adequado.

2.º passo: introdução ao *feedback*

- Clarifique a estrutura da sessão;
- Relembre o objetivo e estabeleça uma duração de tempo previsto.

3.º passo: dar *feedback*

- Encoraje o formando a realizar uma autoavaliação do desempenho antes de dar *feedback*;
- Incentive o diálogo e recorra a perguntas abertas:
  - «Tem conseguido realizar o seu trabalho como planeado? Se não, porquê?»

  - «Se fizesse isso outra vez, o que faria de igual modo e o que faria diferente? Porquê?»
  - «Como se sentiu durante a «experiência»? Como se sentiria a fazer o mesmo outra vez?»
  - «Como acha que o paciente se sentiu? O que o faz pensar assim?»
- Reforce as boas práticas com exemplos específicos;
- Identifique, analise e explore soluções alternativas para o desempenho menos conseguido ou défices na prática.

4.º Passo: encerramento
- Avalie se o formando compreendeu:
  - «O que aprendeu com esta sessão?»
- Estabeleça um acordo sobre novas atividades ou momentos de *follow-up*;
- Agende nova data para avaliação (se aplicável).

Mensagens a reter

— O *feedback* é um método de comunicação entre formador e formando, que cria desafios e incentiva à reflexão e à melhoria da prática deste último.

— O *feedback* é essencial à aprendizagem e exige treino e formação para ser eficaz.

— O processo de *feedback* deve promover: o reforço de práticas corretas; a deteção de lacunas formativas; a reflexão sobre estratégias de melhoria e, finalmente, a consolidação de conhecimentos.

BIBLIOGRAFIA

[1] Desy, J. R., Reed, D. A., e Wolanskyj, A. P. (2017). Milestones and Millennials: A Perfect Pairing--Competency-Based Medical Education and the Learning Preferences of Generation Y. *Mayo Clinic proceedings*, *92*(2), 243–250. https://doi.org/10.1016/j.mayocp.2016.10.026.

[2] Lefroy, J., Watling, C., Teunissen, P. W., e Brand, P. (2015). Guidelines: the do's, don'ts and don't knows of feedback for clinical education. *Perspectives on Medical Education*, *4*(6), 284–299.

[3] Pendleton, D. *et al.* (1984). *The Consultation: an Approach to Learning and Teaching.*

[4] Kurtz, S., Silverman, J., e Draper, J. (2005). *Teaching and learning communication skills in medicine* (2.ª edição). Radcliff Publishing, 369.

11. AUTONOMIA E SUPERVISÃO INDICADA EM CADA ETAPA DA FORMAÇÃO

Alexandra Fernandes, Sara Cardoso e Soraia Reis

«The way you treat yourself sets the standard for others.»
Sonya Friedman*

Resumo

Neste texto reveem-se os conceitos de autoestima, autoeficácia e autonomia como parte dos requisitos fundamentais para a aprendizagem autónoma, destacando a importância de adequar, caso a caso, o tipo de supervisão a cada etapa de desenvolvimento do formando e ao seu grau de autonomia.

Perguntas-guia

1.ª — Como se relaciona a autoeficácia e a autoestima com a autonomia?
2.ª — Como evolui e se desenvolve a capacidade de autonomia do interno?
3.ª — Qual é o tipo de supervisão indicado nas várias etapas do processo formativo?

* Sonia Friedman (1965–) é uma produtora teatral britânica. Em 2017, ganhou pelo terceiro ano consecutivo o prémio de melhor Produtor do Ano, tornando-se a primeira pessoa a conseguir ganhar este prémio 3 vezes seguidas.

Introdução

De acordo com Malcom Knowles[1], os seis pilares na aprendizagem dos adultos são os seguintes:

1.º — Precisam de saber porque têm necessidade de aprender algo, antes de mais;
2.º — Têm um conceito de si mesmos, baseado na sua autonomia e responsabilidade individual;
3.º — Têm experiências prévias que podem ser utilizadas nos processos pessoais de aprendizagem;
4.º — A sua vontade de aprender surge de problemas da vida real;
5.º — A orientação da sua aprendizagem baseia-se em experiências de contexto de vida real e/ou simulações;
6.º — A sua motivação para a aprendizagem depende da recompensa.

A base do segundo pilar da andragogia, anteriormente descrito, é a autonomia. Autonomia significa assumir a responsabilidade pelos objetivos da aprendizagem, o que leva a uma mudança interna da consciência do conhecimento e a um novo questionamento sobre o que foi aprendido.

A aprendizagem dos adultos é, fundamentalmente, da responsabilidade do próprio, logo, autónoma. Porém, como os adultos não são todos iguais, a própria aprendizagem autónoma depende de vários fatores, nomeadamente de características variáveis da personalidade, na qual se inserem o *locus* de controlo (interno *vs.* Externo), estilo de aprendizagem e experiências prévias. Este processo acaba por ser bidirecional e qualquer aprendizagem tem também potencial para aumentar a autonomia.

O autoconceito

Como é que me vejo ou perceciono? Que ideia faço de mim mesmo? O autoconceito é a estrutura cognitiva que organiza o meu conhecimento de mim (parte informativa) e a autoestima é a parte afetiva dessa minha experiência comigo. O autoconceito forma-se, em parte, por comparação entre mim e os outros, que depende também da confiança que temos em nós para realizar uma dada tarefa — a autoeficácia.

A autoestima está relacionada com o valor e a estima atribuídos a si próprio e a autoeficácia refere-se ao julgamento da capacidade pessoal. Não há uma relação direta entre a crença sobre as capacidades individuais e o gostar ou não de si mesmo. Uma pessoa pode considerar-se irremediavelmente ineficaz para determinada atividade, sem que isso implique uma diminuição na sua autoestima. As pessoas tendem a cultivar as capacidades em atividades que melhoram a sua autoestima e, apesar de a autoestima ser um sentimento positivo, não se trata de uma condição suficiente e talvez nem sempre necessária à autoeficácia.

Um ambiente formativo que propicia a autonomia, a cooperação, a iniciativa, a autoexpressão e o reconhecimento facilita a autoestima. A crítica de um orientador nunca será destrutiva ou culpabilizadora se for baseada nos pontos fortes do formando e se, a partir desses pontos fortes, construir pontes que ajudem a ultrapassar as lacunas ou limitações evidenciadas.

Os juízos que as pessoas têm sobre a sua capacidade para enfrentar diferentes situações é fundamental na sua decisão sobre o que desejam fazer, o esforço que investem para realizar essas ações e, em caso de adversidade, quanto tempo persistem na sua realização e como se aproximam das tarefas a realizar. Estes «juízos» de autoeficácia, que podem ou não ser reais, têm quatro fontes: 1) o seu êxito em ações anteriores; 2) as observações recolhidas por outras pessoas que realizaram com êxito a mesma tarefa; 3) a persuasão de uma pessoa digna de crédito; 4) o estado fisiológico.[2]

Um orientador pode facilitar a autoeficácia mediante a planificação das experiências formativas, escolhendo tarefas em que o formando tenha êxito, mostrando como se faz e qual a conduta médica apropriada, mas tudo isto depende também da sua autoeficácia e da dos seus pares no ambiente formativo em que se insere.

As pessoas precisam de muito mais do que apenas autoestima para um bom desempenho. Acima de tudo, é necessária confiança na sua eficácia, de modo que consigam iniciar e manter o esforço essencial ao sucesso.

Enquanto se promove a autonomia do interno, existe também o desenvolvimento da sua sensação de autoeficácia e, eventualmente, da sua autoestima.

Como adquirir autonomia no internato

Aplicado ao internato médico, considera-se que a autonomia vai sendo adquirida à medida que o interno ganha competência e se sente independente na realização das tarefas ou diferentes atividades. Apesar de a avaliação da competência ser uma função do orientador, e de outros intervenientes no processo formativo, é necessário considerar a perceção do interno e o seu conceito de autoeficácia. Um interno com um forte sentimento de competência em determinada atividade pode sentir-se frustrado numa situação de aprendizagem mais dependente, enquanto um pouco competente pode ficar demasiado intimidado se desempenhar uma tarefa desconhecida de modo independente (Figura 1).

Figura 1 — Consequência de um nível de independência inadequado ao nível de desempenho do formando

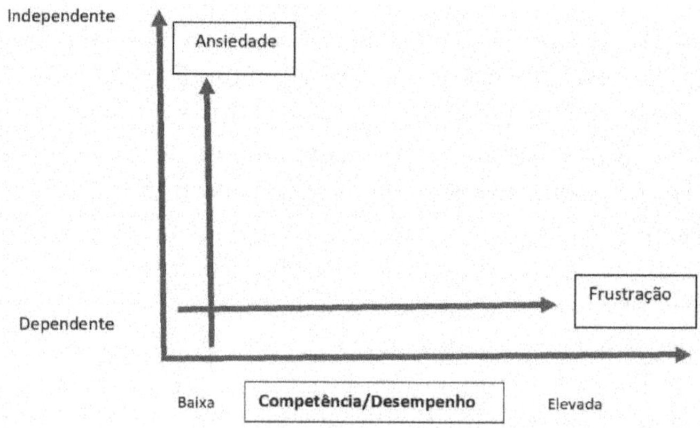

Fonte: adaptado de Whitman, N., Schwenk, T. L.[3]

O desafio enquanto orientador será, como referido, ajustar diferentes estratégias conforme a fase em que o interno se encontra, relativamente ao grau de competência e/ou capacidade de desempenho em determinada tarefa (Figura 2).

A autonomia é aqui representada pela linha oblíqua entre dois eixos: ter a competência para realizar um determinado gesto (depende do sujeito) e a possibilidade de o realizar de forma independente (resulta do contexto).

Figura 2 — Estratégias de supervisão consoante o nível de desempenho do formando

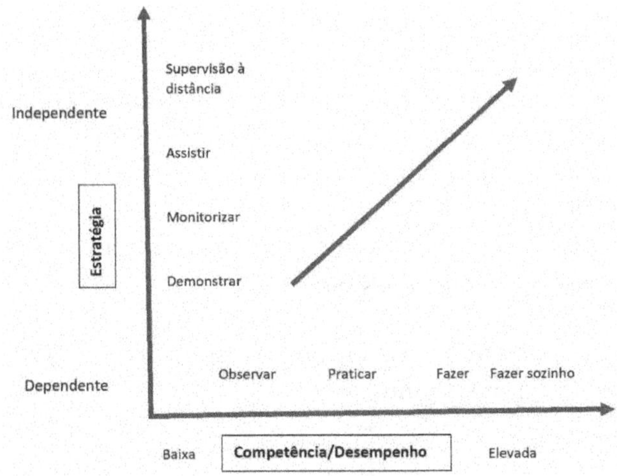

Fonte: adaptado de: Whitman N, Schvenk TL.[4]

De acordo com o *Apprenticeship Model 70:20:10*[5], que propõe otimizar a aprendizagem profissional nas organizações, a percentagem de tempo dada a experiências com autonomia deve ser superior a experiências de orientação dirigidas ou formais.

Este modelo advoga que 70% do tempo de formação deve ser baseado na experiência (maioritariamente em autonomia); 20% deve ser de estudo, a partir da experiência prévia; e apenas 10% do tempo deve ser aplicado num modelo de aprendizagem formal.

Como aumentar o grau de controlo do interno sobre o processo formativo?

Algumas estratégias podem ser utilizadas para aumentar o grau de controlo do interno sobre o seu processo formativo, promovendo a sua autonomia e, eventualmente, autoeficácia. São elas:

- Compreender, antes de mais, as necessidades dos internos e desenvolver objetivos/metas a atingir que se coadunem com as necessidades específicas identificadas;

- Sempre que possível, dar *feedback* construtivo (ver texto 10, neste capítulo) e estimular a reflexão individual acerca dos pontos positivos e negativos a melhorar. Pode ser aplicada, por exemplo, uma análise SWOT (*Strengths, Weaknesses, Opportunities, and Threats*) em contextos específicos;
- Discutir casos clínicos entre interno e orientador com outros internos, na equipa ou com recurso a grupos maiores (por exemplo, todos os orientadores e internos da unidade);
- Realizar *role-play*;
- Filmar, gravar e promover a posterior visualização, análise e discussão do material registado (pode ser uma gravação do próprio interno ou do orientador);
- Fomentar a articulação com outros internos para comparação do processo de aprendizagem.

Como evoluem e se desenvolvem as capacidades do interno?

O internato é um ciclo de aprendizagem e treino que pressupõe um crescendo em intensidade e complexidade ao longo de quatro, cinco ou seis anos, no qual se pretende que o interno vá progredindo relativamente a cada competência a adquirir. Esta progressão desenrola-se em três níveis:

- Nível 1 — conhecer e compreender as razões para alcançar a competência.
- Nível 2 — realizar a competência com supervisão.
- Nível 3 — realizar a competência sem supervisão/ como rotina.

Para chegar ao nível 3 numa dada competência, o interno deverá começar por observar, depois praticar, fazer com apoio e, finalmente, fazer sozinho, em autonomia (Figura 2).

Quanto aos níveis de independência, estes deverão também ser trabalhados ao longo do internato, com as estratégias de orientação a evoluir do simples demonstrar até ao monitorizar, assistir e, finalmente, supervisionar à distância (Figura 2).

Qual é o tipo de supervisão indicado nas várias etapas de desenvolvimento do interno?

A supervisão deve ser adequada à fase de desenvolvimento de cada interno, pelo que a atuação do orientador tem de se adequar à progressão, na escada formativa e à trajetória, de cada formando. Dependendo da fase de treino em que o interno se encontra, é necessário adequar o tipo de supervisão (Quadro I).

Quadro I — Exemplos de tipos de supervisão no internato de Medicina Geral e Familiar

	FASES DO TREINO	TIPO DE SUPERVISÃO
1.º ano	Observar/consultar em autonomia parcial (assistida). 6–8 utentes/dia/contactos diretos.	Supervisão direta (orientador fisicamente presente).
2.º ano	Estágios hospitalares com manutenção da ligação à Unidade (ex.: consultas de intersubstituição, agudos, apoio à sala de tratamento, consultas programadas).	Supervisão direta e supervisão indireta (orientador imediatamente disponível).
3.º ano	Autonomia: gerir a maioria das consultas e intervir ativamente em toda a Unidade (suplementação de necessidades de saúde não cobertas).	Supervisão indireta (orientador disponível através de telefone ou *chat*).
4.º ano	Prática autónoma e responsável da especialidade; desenvolvimento assistido de projetos pessoais de trabalho em grupo (ex.: formar e gerir equipas, contratualizar e avaliar serviços; aperfeiçoamento da aprendizagem).	Auditoria (orientador disponível para rever procedimentos e consultas, dando *feedback*).

Fonte: adaptação dos *slides* de Isabel Santos utilizados no Curso Básico de Orientadores 2014 a 2018.

No caso de o orientador não estar presente (por exemplo, por férias, comissão gratuita de serviço, etc.), este papel deve ser desempenhado por outro especialista, preferencialmente também orientador de formação. Interno e especialista devem ter conhecimento prévio dessa situação.

Mensagens a reter

— É importante auscultar as necessidades identificadas pelo interno nos diferentes momentos e ajudar a estabelecer metas realistas relativas ao seu cumprimento.

— O processo de aquisição de autoeficácia e de autoestima não é linear, tem altos e baixos e cabe também ao orientador assegurar que tudo fará parte do processo formativo. A própria relação interno-orientador ou interno--colegas pode ser facilitadora para a aquisição dos atributos referidos.

— Apesar de o interno ser responsável pelas suas decisões, cabe também ao orientador formular desafios que sejam razoáveis e compatíveis com a fase de desenvolvimento em que aquele se encontra.

— A autonomia decorre de autoconhecimento.

AGRADECIMENTOS

Os autores agradecem à Prof. Doutora Isabel Santos a utilização de partes dos seus textos e intervenções no Curso Básico de Orientadores na Coordenação do Internato de Medicina Geral e Familiar nos anos de 2014-2016

BIBLIOGRAFIA

[1] Knowles, M., Holton, E., Swanson, R. (2005). *The adult learner: the definitive classic in adult education and human resource development* (6.ª edição). Elsevier.

[2] Bandura, A. (1997). *Self-efficacy: the exercise of control.* Freeman.

[3] Whitman, N., Schwenk, T. L. *The Physician as Teacher* (2.ª edição). Whitman Assoc.

[4] *Idem.*

[5] McCall, M., Lombardo, M., e Morrison, A. (1988). *The Lessons of Experience: How Successful Executives develop On the Job.* New Lexington Press.

12. A DISSONÂNCIA COGNITIVA NA FORMAÇÃO: RISCOS E OPORTUNIDADES

Ana Resende Mateus

«Se conheces o inimigo e te conheces a ti próprio, não deves temer o desfecho das tuas batalhas.»

Sun Tzu*

Resumo

Na prática clínica, existem várias situações em que há um desajuste entre as atitudes ou comportamentos que se acreditam estarem certos e o que acontece ou é revelado pela prática clínica. Estas situações designam-se por dissonância cognitiva e são consideradas fonte importante de aprendizagem e desenvolvimento pessoal e organizacional. Este texto esclarece o conceito, dá exemplos de exposições críticas comuns na consulta e sugere estratégias de abordagem das mesmas.

Perguntas-guia

1.ª — Como se caracterizam as situações de dissonância cognitiva?

2.ª — Quais as consequências negativas de dissonância cognitiva e as estratégias para as combater?

3.ª — Como se podem aproveitar estas situações em termos formativos?

* Sun Tzu foi um general, estrategista e filósofo chinês, conhecido sobretudo pelo seu tratado militar, *A Arte da Guerra*.

Introdução

A dissonância cognitiva[1] é um fenómeno hoje considerado clássico da Psicologia Social. Foi originalmente descrito como um estado de desconforto psicológico decorrente da inconsistência entre crenças ou cognições e comportamentos, gerador no indivíduo da motivação para a sua regulação como estratégia adaptativa. Para a obter e, desse modo, resolver o desajuste (ou «dissonância»), a solução é mudar o que se julga conhecer ou o que se assume fazer.

A fábula de Esopo sobre a raposa gulosa pelas apetitosas uvas, que compreendeu não poder alcançar e logo desdenhou quanto à sua qualidade, dizendo-se delas desinteressada por estarem verdes, é um exemplo popular deste tipo de comportamento regulatório.[2]

Riscos: impacto na educação médica e no exercício profissional

A tensão entre a crença ou conhecimento na ciência, o que deve ser praticado na Medicina, e a forma como se faz de facto, é um desafio com que todos os médicos são confrontados quando chegam à prática clínica autónoma. Não o reconhecer nem preparar para enfrentar essa tensão durante a formação complexifica a adaptação à prática no «mundo real», limita o desenvolvimento de estratégias de *coping* e a aprendizagem decorrente do erro, fundamentais ao processo maturativo do médico experiente, e perturba a transposição de novos conhecimentos para o exercício clínico, prejudicando a evolução da qualidade técnico-científica dos cuidados prestados aos pacientes.[3]

O treino do orientador de formação na identificação de incidentes críticos com potencial para gerar consequências negativas de dissonância cognitiva no desenvolvimento da identidade profissional do interno é fundamental, sobretudo sob o ponto de vista da captação dos mesmos como oportunidades de trabalho pedagógico. Para isso, o primeiro passo será tornar-se, ele próprio, atento leitor e promotor da análise desses fenómenos na sua consulta.

Semiologia da dissonância cognitiva

O sofrimento moral[4] é cada vez mais ubíquo na prática médica diária. No caso do médico de família, o exercício em contexto comunitário, de grande proximidade à população e à multiplicidade dos seus determinantes e problemas de saúde, o acesso a recursos *low-tech*, uma constante exigência de gestão da incerteza e a sujeição a inúmeras sobrecargas assistenciais e burocráticas são terreno propício para a dissonância cognitiva enquanto função de estratégia de escape. Saber o que é a coisa certa a fazer do ponto de vista moral ou científico (isto é, dos valores absolutos) e sentir pressões várias para agir de forma contraditória (no campo das preferências adaptáveis) é um estado de ativação a que os internos são expostos precocemente. As suas consequências — como o *burnout*, a fadiga da compaixão, a morbilidade médica e a prestação de cuidados subótimos — devem ser alvo de prevenção por parte das organizações e dos profissionais. As estratégias para as combater devem ser parte importante das competências a desenvolver no internato médico.

Quando são percecionadas incongruências geradoras de dissonância cognitiva, os mecanismos de regulação podem gerar o desenvolvimento de um ou mais comportamentos na pessoa que as experimenta[5]:

- reajuste da atitude assumida;
- trivialização ou desvalorização do conhecimento ou valor prévio;
- negação de responsabilidade pessoal;
- autoafirmação;
- produção de juízos de valor.

A autojustificação, através do valorizar da motivação subjacente a uma atitude dissonante, ou do assumir de perceções defensivas que incluem apenas parte dos elementos que suportariam uma tomada de decisão alternativa, é uma das soluções intuitivas para o desconforto experimentado quando as experiências pessoais incluem valores, crenças ou ações em conflito entre si.

Oportunidades de trabalho

Alguns exemplos de exposições críticas são comuns na consulta, em que a dissonância cognitiva pode ser suscitada como solução natural, e têm condições de ser aproveitados para aprendizagem reflexiva orientada.

- Conflitos paciente/médico: aspectos relacionados com a autonomia, o consentimento ou outros dilemas éticos; episódios de assédio moral por parte do paciente para a obtenção de atos médicos clínica ou legalmente inapropriados; gestão da não-adesão às propostas dos profissionais; comunicação desafiadora.

- Gestão da incerteza: ansiedade gerada pela incerteza diagnóstica; pela complexidade; pela eventual futilidade diagnóstica ou terapêutica; pela incerteza prognóstica; pela dificuldade de aceder a material adaptado, congruente e acessível de apoio à decisão clínica.
- Erro clínico: análise de determinantes da sua ocorrência; implementação de estratégias de notificação e de redução de risco.
- Desilusão quanto ao possível em face do indicado: consequências das insuficiências do sistema de saúde, do próprio médico e das injustiças sociais percecionadas sobre a saúde do paciente;
- Desajuste da prática habitual na «cultura médica» do conhecimento teórico detido pelo interno: risco de integrar práticas inapropriadas ou de não as questionar (por exemplo: devo continuar a propor a manobra de Epley a um paciente com uma vertigem paroxística posicional benigna, como aprendi ser mais efetivo, quando observo como primeira opção a prescrição de beta-histina nos meus *role models*? Terei abertura para os questionar a respeito do fundamento científico da sua decisão?).

Estratégias de abordagem

Idealmente, a conversão dos riscos da dissonância cognitiva em oportunidades formativas deve começar ainda no ensino pré-graduado, no qual se radicará, mais tarde, a formação da identidade profissional do futuro médico.

A criação, desde o início da relação pedagógica entre orientador e interno, de um ambiente de autoquestionamento pela voz do próprio orientador, com a proposta regular da discussão de algumas situações como as acima identificadas ou outras, encaradas como possuindo potencial para suscitar a reflexão sobre o desconforto que causaram, dá um sinal ao interno de que pensar em conjunto e alto, de modo construtivo, é prática aceite e desejável. Sentir que o ambiente não é de julgamento, mas de busca da resolução colaborativa de problemas, é pedagógico e transmite segurança.

O estímulo ao autoconhecimento e ao reconhecimento dos próprios limites é condição essencial à aceitação da inevitabilidade da dissonância cognitiva e das circunstâncias em que se lhe está mais vulnerável, de modo a prevenir as suas consequências indesejáveis.

Três lições básicas são:

— Cultivar, pelo exemplo, a abertura e a honestidade em relação ao erro e à imperfeição individual e valorizar o seu reconhecimento, e o acolhimento das lições que dele podem ser retiradas, como boa prática.

— Estimular a humildade de, na presença do paciente e do interno, pedir ajuda quando a qualidade da decisão clínica do orientador beneficiar de outra opinião.

— Manter ao longo da vida a permeabilidade à mudança da prática clínica habitual quando a mesma seja recomendada pela evidência e, também, muitas vezes, pela sensatez.

Pela sua sensibilidade, algumas destas temáticas são mais bem trabalhadas apenas a nível da equipa formativa orientador/interno.

Outras poderão ser adequadas à discussão em pequenos grupos de orientadores, como as Equipas Integradas de Orientadores ou outras equivalentes (ver texto 24). A este nível, a partilha, para discussão construtiva e *feedback* em grupo, de episódios narrativos, eventualmente anonimizados, de situações em que a dissonância cognitiva foi experimentada pelos intervenientes, pode fornecer visões enriquecedoras sobre estratégias de gestão alternativas.

Um caminho necessário para valorizar esta área como uma oportunidade formativa assenta na construção de exemplos inspirados em casos reais para treino dos internos e dos orientadores na abordagem de episódios de risco de dissonância cognitiva, e a sua progressiva inclusão nos programas de formação de ambos e em instrumentos avaliativos do desenvolvimento de competências.

Esta é também a estratégia para compreender a dissonância cognitiva como uma inevitabilidade da vida humana: em geral, muito poucas coisas acontecem como previstas na teoria. E é desejável estar-se preparado para lhes responder em contexto real sem abdicar das boas práticas para com os pacientes, os pares e com o próprio indivíduo.

Mensagens a reter

— É importante saber identificar as situações em que existe uma discordância ou desconforto entre o que se pensa ser a coisa certa a fazer e o que se faz ou se é solicitado a fazer.

— O estímulo ao autoconhecimento e ao reconhecimento dos próprios limites é condição essencial à aceitação da inevitabilidade da dissonância cognitiva. Reconhecer as circunstâncias das vulnerabilidades pessoais é uma forma importante de as prevenir e de evitar as suas consequências indesejáveis.

BIBLIOGRAFIA

[1] Harmon-Jones, E., Mills, J. (1999). An introduction to cognitive dissonance theory and an overview of current perspectives on the theory. Em E. Harmon-Jones e J. Mills (Eds.), *Science conference series. Cognitive dissonance: Progress on a pivotal theory in social psychology* (pp. 3–21). Washington, DC: American Psychological Association.

[2] Canton, K. (2006). *Era uma Vez Esopo/ Recontado por Katia Canton.* DCL. https://books.google.pt/books?id=pFokltDVT_8C&printsec=frontcover&dq=esopo&hl=pt-PT&sa=X&ved=2ahUKEwjdqL7q9NPwAhUmzIUKHbKEDawQ6AEwA3oECAIQAg#v=onepage&q=esopo&f=false.

[3] Braun, L. T., e Schmidmaier, R. (2019). Dealing with cognitive dissonance: an approach. *Med Educ, 53,* 1167–1175. https://onlinelibrary.wiley.com/doi/epdf/10.1111/medu.13955.

[4] Schrepel, C., Jauregui, J., Brown, A., Shandro, J., e Strote, J. (2019). Navigating Cognitive Dissonance: A Qualitative Content Analysis Exploring Medical Students' Experiences of Moral Distress in the Emergency Department. *AEM Educ. Train, 3, 331*–339. https://www.ncbi.nlm.nih.gov/pmc/articles/PMC6795361/pdf/AET2-3-331.pdf.

[5] Vaidis, D. C., Bran, A. (2019). Respectable Challenges to Respectable Theory: Cognitive Dissonance Theory Requires Conceptualization Clarification and Operational Tools. *Front. Psychol.* https://www.frontiersin.org/articles/10.3389/fpsyg.2019.01189/full.

CAPÍTULO III
COMO APRENDER E AJUDAR A SABER MAIS?

13. A ANÁLISE CRÍTICA DA INFORMAÇÃO

Bruno Heleno, Catarina Viegas Dias e David Rodrigues

Resumo

Este texto procura ilustrar como é que orientadores de formação podem ajudar os médicos internos a treinar a obtenção de informação científica credível e a utilizá-la para melhorar a sua prática clínica. É fornecido um exemplo de caso no qual o orientador serve de modelo ao comportamento do formando.

Perguntas-guia

1.ª — Como pode um/a orientador/a ensinar a esclarecer dúvidas clínicas do interno?

2.ª — Como identificar fontes de informação e avaliar a sua credibilidade?

3.ª — Qual a forma correta de aplicar a informação pesquisada e validada à prática clínica?

Exemplo de caso

No final de um dia de consulta, o Benjamim, médico interno que trabalha consigo, pergunta-lhe sobre a terapêutica da Sr.ª Dulcineia, 52 anos, recém-diagnosticada com diabetes mellitus *tipo 2. Medicou-a com metformina 1000 mg B.I.D., mas ficou na dúvida se não teria sido melhor começar com terapêutica dupla. A Sr.ª Dulcineia tem obesidade (IMC 32kg/m2), não tem complicações da doença, mas a hemoglobina glicada sem terapêutica era de 8,4%. Como orientador/a do Benjamin, decide que esta é uma boa oportunidade para ele treinar como se podem esclarecer dúvidas clínicas.*

Introdução

É esperado que os médicos saibam tomar decisões informadas pela melhor prova científica disponível, integradas com a experiência clínica e individualizadas de acordo com valores e prioridades do doente.[1] E se permanecer atualizado é um desafio para qualquer profissional de saúde, é-o particularmente difícil para médicos generalistas.

Neste texto, a partir do exemplo de caso, procura-se ilustrar como é que um/a orientador/a pode ensinar o esclarecimento de dúvidas clínicas, seguindo um modelo de cinco passos: perguntar, adquirir, avaliar, aplicar e atuar. De realçar que um dos instrumentos mais poderosos para que um interno interiorize estes princípios é vê-los utilizados pelo orientador, ou outro profissional de saúde que respeite.

Perguntar

O orientador pode ajudar o interno a reformular uma dúvida de tratamento/intervenção usando o acrónimo PICO (P — população, I — intervenção, C — comparador, O — *outcome*/resultado). Para definir o P, pode ser útil ajudar o interno a identificar o grupo de doentes a que a Sr.ª Dulcineia pertence, que são as pessoas com diabetes tipo 2 recém-diagnosticada e fazê-lo pensar nas características especiais desta doente[2], ou seja, identificar a que tipo de pessoas com diabetes (jovem, sem complicações, obesos, etc.) se aplica esta dúvida. Relativamente aos componentes I e C, o Benjamim pondera duas alternativas terapêuticas: terapêutica combinada inicial (a nova intervenção) e monoterapia com metformina (que representa a sua prática habitual). Finalmente, pensando no O, pode ser útil discutir quais os *outcomes*/resultados que podem interessar à doente (qualidade de vida, eventos macrovasculares ou eventos microvasculares), uma vez que é frequente os médicos no início da formação focarem-se em aspectos mais relacionados com a fisiopatologia da doença (por exemplo, a hemoglobina glicosilada), mas menos relevantes para os doentes. Para diferentes tipos de perguntas, existem variações do acrónimo (PICO/PECO/PO) detalhadas na tabela 1A.

[Orientador] A mim ajuda-me fazer a pergunta de acordo com a sigla PICO. Se percebi bem, queres saber se em pessoas recém-diagnosticadas com diabetes e hemoglobina glicada entre 8,0% e 9,0% (P), fazer terapêutica inicial combinada (i) versus *monoterapia com metformina (C) melhora a qualidade de vida (O1) e reduz eventos macro (O2) ou microvasculares (O3).*

Adquirir

Tradicionalmente, após definir bem qual a dúvida clínica através do acrónimo PICO, os passos seguintes são identificar fontes de informação e avaliar a sua credibilidade. Nas especialidades generalistas, como é o caso da medicina geral e familiar, e pela sua abrangência, os clínicos preferem utilizar resumos pré-avaliados de prova científica a ter de fazer as suas próprias pesquisas e avaliação de estudos. Isto é uma perspetiva muito pragmática, que permite utilizar informação credível enquanto decorre a consulta ou no pouco tempo que os médicos têm disponível para aprender.[3] O orientador pode rever com o interno a pirâmide de evidência 5S (Figura 1).

Figura 1 — Pirâmide de evidência 5S

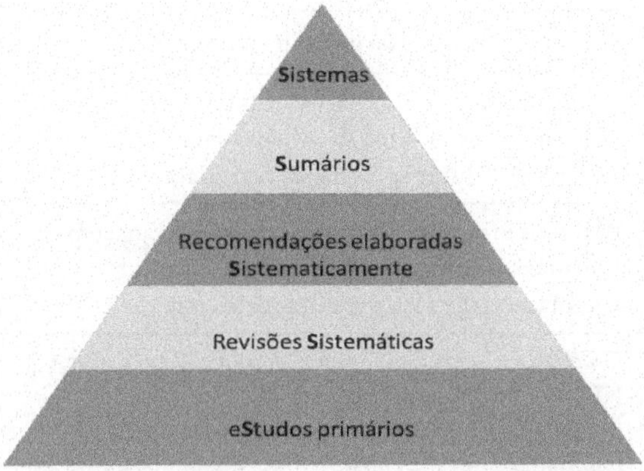

Fonte: adaptado de Alper e Haynes (2016)[4].

Cada um dos patamares da pirâmide simbolizam o grau de resumo e a qualidade do filtro da informação. A estratégia mais racional é começar pelo topo da pirâmide e descer ao nível seguinte apenas se não for encontrada a informação no patamar mais alto.

Para já, ainda não existem sistemas, isto é, recursos integrados no processo clínico do doente que vão apresentando recomendações à medida que se codificam diagnósticos e selecionam terapêuticas. Por isso, na maioria dos casos, as dúvidas dos médicos de família podem ser esclarecidas em sumários. Quando não se encontra resposta neste nível, desce-se um degrau e procuram-se orientações clínicas elaboradas sistematicamente. Nas tabelas abaixo descrevem-se os recursos disponíveis por cada nível de evidência.

Tabela 1A e 1B — Tipos de pergunta/acrónimo e recursos disponíveis por cada nível da pirâmide de evidência 5S

1A. Tipo de Pergunta/acrónimo	
Diagnóstico: sintomas, sinais ou testes para diagnosticar uma doença	PICO
Diagnóstico diferencial: quais os diagnósticos que explicam síndromas?	PO
Prognóstico: o curso provável da doença ao longo do tempo	PO
Etiologia/malefício: causas de doença/eventos adversos ou prejuízos	PECO
Tratamento/intervenção: selecção de tratamentos eficazes	PICO
Qualitativa/experiência: qual será a qualidade de vida do doente?	PO

1B. Nível da pirâmide 5S/recursos	
Transversal a todos os níveis*	TRIP Database — http://www.tripdatabase.com Epistemonikos — http://www.epistemonikos.org ACCESSS — http://plus.mcmaster.ca/accessss
Sumários clínicos	BMJ Best Practice — https://bestpractice.bmj.com Dynamed — https://www.dynamed.com UpToDate — https://www.uptodate.com
Recomendações elaboradas sistematicamente	GRADE — https://guidelines.gradepro.org/search NICE — https://www.nice.org.uk SIGN — https://www.sign.ac.uk GuidelineCentral — https://www.guidelinecentral.com
Revisões sistemáticas	Cochrane — https://www.cochranelibrary.com PubMed — https://pubmed.ncbi.nlm.nih.gov/
Estudos primários	PubMed Clinical Queries — https://www.ncbi.nlm.nih.gov/pubmed/clinical Google Scholar — https://scholar.google.com

[Orientador] Agora que definimos a pergunta, vamos ver se encontramos a resposta no Dynamed. O Dynamed é um sumário, por isso, resume informação de várias guidelines *e é fácil de consultar nos intervalos entre consultas. Pesquisando «Diabetes initial management», encontramos o tópico «Management of Type 2 Diabetes in Adults». Há uma recomendação forte de que a metformina é a terapêutica de primeira linha, exceto se contraindicada ou não tolerada. Mais à frente fazem uma recomendação fraca a favor da utilização de terapêutica combinada, mas parece ser apenas para doentes em quem a monoterapia falhou.*

Como esta informação é insuficiente para esclarecer a dúvida, descemos na pirâmide de evidência. Eu uso este portal https://www.accessss.org/ porque ele separa os tipos de publicação de acordo com a pirâmide de evidência. Se pesquisarmos «early combination therapy» (o teu I) e «type 2 diabetes mellitus» (o teu P), vemos que não existem resultados em orientações elaboradas sistematicamente, mas existe uma revisão sistemática relevante (ver Figura 2). *Se lermos o resumo, vemos que eles concluem que existe um potencial benefício de terapêutica combinada inicial (i) face à monoterapia com metformina (C) nos resultados glicémicos (O). Nesta revisão, não avaliam o efeito da terapêutica combinada na qualidade de vida, nas complicações microvasculares ou nas complicações macrovasculares. Em resumo, depois desta nossa pesquisa, não encontrámos estudos que justifiquem a terapêutica inicial combinada.*

Figura 2 — Exemplo da interface da plataforma ACCESSSS para pesquisa bibliográfica orientada pela pirâmide 5S (com autorização dos proprietários).

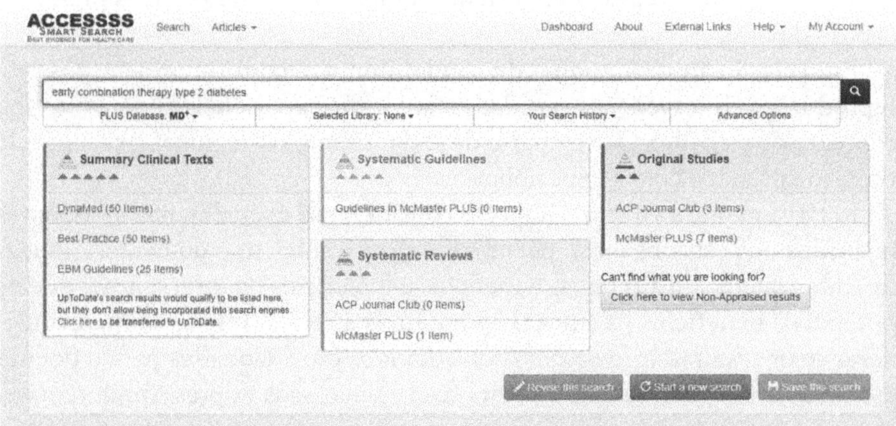

A pesquisa foi realizada a 15 de fevereiro de 2021.

Avaliar

Os sumários são recursos como o *Dynamed*, o *UpToDate*, o *BMJ Best Practice*, entre outros, que resumem e avaliam a qualidade das recomendações, revisões sistemáticas e estudos primários. São atualizados frequentemente e têm metodologias explícitas de pesquisa de informação e de síntese. Como nestes casos a evidência já foi pré-avaliada, basta ajudar o interno a distinguir entre «recomendações fortes» (isto é, situações em que a maioria dos doentes, informados sobre os benefícios e malefícios, concordaria em fazer a intervenção) e «recomendações fracas» (casos em que a decisão de fazer esta intervenção, ou uma outra, depende fortemente dos valores e preferências do doente).

Por vezes, a informação destes sumários é demasiado abreviada e poderá ser necessário consultar orientações clínicas (*guidelines*) elaboradas sistematicamente. Aqui, a ênfase está em «sistematicamente». É reconhecido que nem todas as organizações que emitem recomendações (*guidelines*) o fazem de forma credível. Como critério mínimo de qualidade destas publicações, o orientador deve aconselhar o interno a ver se as recomendações: 1) foram baseadas em revisões sistemáticas da literatura, 2) se houve um processo explícito de transformação da revisão sistemática numa recomendação e 3) se houve envolvimento de doentes na elaboração da recomendação.

Aplicar

Após encontrar a melhor prova científica disponível, é tempo de passar à sua aplicação na prática clínica. O orientador pode, agora, refletir com o interno sobre a forma de integrar a experiência clínica do médico com as preferências do doente.

Em relação ao profissional de saúde, importa considerar se é possível reproduzir as intervenções estudadas face à sua experiência clínica e ao seu contexto de trabalho. O orientador deve dar exemplos de informação que ele próprio aprendeu com a experiência.

Relativamente ao doente, importa considerar se é semelhante aos doentes incluídos nos estudos ou se pertence a algum subgrupo de características distintas que possa alterar os benefícios e malefícios da intervenção, e se os potenciais benefícios justificam os potenciais riscos. Importa ainda considerar se os resultados (*outcomes*) considerados são adequados para o doente em causa, e se a intervenção é compatível com os seus valores e preferências.

[Orientador] No caso da Sr.ª Dulcineia, vimos que fizeste bem em receitar apenas metformina. Na minha prática clínica, tenho visto que começar com 1000 mg de metformina B.I.D. pode dar efeitos gastrointestinais. Por isso, habitualmente, começo com 500 mg ao jantar, na semana seguinte 500 mg B.I.D. e na terceira semana subo para 1000 mg B.I.D.

Nesta situação, não há razão para mudarmos a prática. Imagina, contudo, que tínhamos encontrado uma recomendação fraca para fazer a terapêutica combinada. Daquilo que ficaste a conhecer da Sr.ª Dulcineia, o que é que nos podia ajudar a escolher seguir a recomendação ou a considerar que para ela uma outra intervenção seria melhor?

[Interno] Bem... pareceu-me que estava em pré-contemplação para atividade física e para mudanças na alimentação e que preferiria um medicamento. Disse-me que saltava o almoço quando tinha processos em tribunal, por isso o risco de hipoglicemia seria um aspecto a ter em conta. O custo da medicação não seria um problema.

[Orientador] E se tivesses de simplificar as vantagens e as desvantagens das opções?

[Interno] Vantagens da combinada: melhor controlo glicémico. Vantagens da monoterapia: menos tomas, tratamento muito bem estudado e seguro. Desvantagens da combinada: mais tomas, mais efeitos secundários, dúvidas se melhora coisas importantes como enfarte, AVC, cegueira, insuficiência renal. Desvantagens da monoterapia: não estou a ver.

[Orientador] Neste exemplo, até parece simples. Quando existem alternativas com vantagens e desvantagens equilibradas, é útil usar auxiliares de decisão ou imagens. Apesar de haver muito poucos em português, às vezes podemos usar um noutra língua e ir explicando ao doente através de imagens. Por exemplo, para explicar opções de outras terapêuticas para a diabetes, é útil usar a infografia da American Diabetes Association.

A conclusão de «Aplicar» é a decisão colaborativa. Nesta etapa, pode ser útil para o Benjamin saber como se descobre o grau de colaboração que o utente pretende ter nesta decisão clínica. É igualmente útil treinar comunicar a evidência encontrada de uma forma personalizada e clara à Sr.ª Dulcineia. No caso em exemplo, o orientador e o interno podem ainda explorar se existem ferramentas auxiliares à decisão clínica a utilizar nesta situação.

Atuar

O último passo deste modelo é refletir sobre o que foi aprendido com a situação. Quando a pesquisa de informação leva à mudança da prática clínica, é importante reavaliar o doente para saber se o novo tratamento resultou. Pode ainda fazer sentido rever a lista de utentes para perceber se há outros que iriam beneficiar da nova intervenção pesquisada.

No caso em exemplo neste texto, como não houve mudança de prática, a indicação acima não se aplica. Porém, quando é descoberta uma intervenção eficaz e segura, é adequado tentar descobrir se há mais doentes da nossa lista que beneficiariam dela. Para isto pode ser útil ensinar o interno Benjamim a utilizar ferramentas como o MIM@UF* ou equivalente, para identificar outros doentes que beneficiariam da alteração de prática estudada.

* Os médicos de Família do Serviço Nacional de Saúde têm acesso à aplicação MIM@UF via *browser*. Esta contém informação de carácter clínico, nominal, acessível aos profissionais da respetiva unidade de saúde (Unidade de Saúde Familiar e Unidades de Cuidados de Saúde Personalizados).

[Orientador] Se tivéssemos encontrado dados de que a terapêutica combinada era superior à monoterapia em termos de morbilidade cardiovascular, podíamos rever a lista e refletir que doentes com diabetes tipo 2 recém-diagnosticados, que estão agendados para breve, poderiam beneficiar de uma terapêutica inicial dupla.

[Orientador] Posso perguntar-te uma ou duas coisas que aprendeste enquanto esclarecemos esta tua dúvida?

[Interno] Fiquei a saber que tratei bem a doente, prescrevendo só metformina. Nunca tinha usado o Dynamed e, depois disto, vou usar mais vezes. Creio que não seria capaz de fazer a pesquisa naquele segundo motor de busca, aquele das revisões sistemáticas.

Mensagens a reter

— Um dos instrumentos mais poderosos para que o interno interiorize os processos de esclarecimento de dúvidas clínicas é vê-los ser utilizados pelo orientador, ou outro profissional de saúde que respeite.

— Nas especialidades generalistas, como é o caso da Medicina Geral e Familiar, e pela sua abrangência, utilizar resumos pré-avaliados de prova científica permite usar informação credível no pouco tempo que os médicos têm disponível para aprender.

— A aplicação de uma decisão clínica deve ser colaborativa e considerar o grau de colaboração que o utente pretende ter.

— Quando a pesquisa de informação leva à mudança da prática clínica, é importante rever a lista de utentes para perceber se há outros que iriam beneficiar da nova intervenção pesquisada.

BIBLIOGRAFIA

[1] Guyatt, G., Rennie, D., Meade, O. M., e Cook, D. J. (2015). *Users' Guides to the Medical Literature: A Manual for Evidence-Based Clinical Practice* (3rd ed). McGraw-Hill Education.

[2] Rodrigues, D., Dias, C. V., e Heleno, B. (2019). Como responder a dúvidas clínicas. *Revista Portuguesa de Clínica Geral, 35*(2), 155–166. https://doi.org/10.32385/rpmgf.v35i2.12575.

[3] Galbraith, K., Ward, A., e Heneghan, C. (2017). A real-world approach to Evidence-Based Medicine in general practice: A competency framework derived from a systematic review and Delphi process. *BMC Medical Education, 17*(1), 78. https://doi.org/10.1186/s12909-017-0916-1.

[4] Alper, B. S., e Haynes, R. B. (2016). EBHC pyramid 5.0 for accessing preappraised evidence and guidance. *BMJ Evidence-Based Medicine, 21*(4), 123–125. https://doi.org/10.1136/ebmed-2016-110447.

14. APRENDER USANDO O MÉTODO INTERROGATIVO

Ivone Gonçalves Gaspar, Joana Oliveira e Maria Ana Gaspar

Resumo

Neste texto, reflete-se sobre a teoria e a prática do uso da pergunta como elemento-chave da dinâmica da aprendizagem. É a relação formador/formando que norteia o processo de aprendizagem e faz toda a diferença aprender num contexto no qual a pergunta circule.

Para que os processos de ensino e aprendizagem fluam satisfatoriamente, é necessário construir um estilo interrogatório como mediador para questionar, validar ou reestruturar processos e estratégias.

Perguntas-guia

1.ª — Qual é a importância de perguntar?
2.ª — Como se podem classificar as perguntas?
3.ª — Que estratégias existem para formular perguntas efetivas?

Exemplo de caso

A Ana é orientadora de formação e na reunião clínica de há uma semana apresentou um caso clínico sobre prevenção quaternária. Hoje, na consulta que faz ombro a ombro com o seu formando, vê um utente em risco de intervenção médica excessiva. Depois de o utente sair, pretende aferir se o seu formando consegue aplicar a esta situação específica os conhecimentos obtidos na reunião. Como deve a Ana formular a sua pergunta?

Introdução

Fazer perguntas é, desde a Antiguidade, uma ferramenta de ensino utilizada em diversos contextos. O objetivo deste texto é recordar a importância de perguntar, rever a taxonomia das perguntas e propor estratégias práticas que possam ser utilizadas num contexto de ensino médico. Para o efeito, utiliza-se a situação anteriormente descrita, um cenário específico de prevenção quaternária. Será a partir desta situação que vão sendo dados os exemplos mais adequados de perguntas a efetuar.

Qual é a importância de perguntar?

A realização de perguntas de forma eficaz promove a metacognição, uma vez que, mais do que valorizar a resposta correta, permite analisar os esquemas de pensamento usados pelos formandos e que os conduzirão à resposta. Ou seja, cria oportunidades de explorar o erro enquanto etapa que conduz à aprendizagem.

Uma aprendizagem baseada em perguntas é parte da construção do pensamento crítico, descrito como a capacidade de utilizar aptidões cognitivas superiores que incluem a análise, síntese, autorreflexão, pensamento perspetivo e/ou a capacidade de utilizar a deliberação no pensamento, com o objetivo de alcançar uma ação lógica e apropriada. Aplicado ao campo da educação médica, o desenvolvimento do pensamento crítico na formação dos médicos permite a aquisição de competências nas áreas da gestão da incerteza clínica e na resolução de problemas clínicos complexos, incluindo a gestão de questões éticas frequentes.[1]

Historicamente, a maioria das perguntas efetuadas pelos formadores têm como foco a verificação da aprendizagem dos formandos, apelando à memorização e à evocação de conteúdos previamente transmitidos. Como é possível verificar no ponto seguinte, estas questões denominam-se perguntas de baixo nível cognitivo porque limitam a aprendizagem. Pelo contrário, a utilização de perguntas que envolvam a totalidade dos níveis cognitivos, respeitando a dignidade e as características individuais do formando, e colocando-o no centro da aprendizagem, facilita a aquisição de competências na área do pensamento crítico e estimula a criatividade.[2]

Como se podem classificar as perguntas?

Existem múltiplas formas de classificar as perguntas, sendo que a mais simples as divide em perguntas abertas, também designadas de divergentes, e perguntas fechadas ou convergentes (Quadro I).

Quadro I — Exemplo de classificação de perguntas

Tipo de pergunta	Descrição	Exemplo de questões
Convergente	Fechada; focada numa única resposta ou numa lista limitada de respostas	Considera existir risco iatrogénico aumentado para o utente?
Divergente	Aberta; permite diversas perspetivas de resposta	Este utente tem um risco aumentado de iatrogenia. Porquê?

A taxonomia do domínio cognitivo de Benjamim Bloom[3] permite classificar em seis níveis o raciocínio usado pelos formandos para responderem às perguntas, orais ou escritas, do orientador. Estes níveis, organizados do mais simples para o mais complexo no que se refere ao raciocínio envolvido na elaboração das respostas, consideram a aprendizagem desde a memorização e compreensão de algo estudado, até à capacidade de aplicar, analisar, sintetizar e avaliar essa aprendizagem, reorganizando os conhecimentos ou combinando-os com os anteriormente aprendidos. Os níveis da taxonomia são os seguintes: conhecimento, compreensão, aplicação, análise, síntese e avaliação.

As perguntas de alto nível cognitivo são as de análise, síntese e avaliação, e promovem a mobilização/desenvolvimento de competências de pensamento crítico, enquanto as questões de nível cognitivo baixo se focam na memorização.

A classificação anterior foi revista em 2001[(4)] (Figura 1), com a renomeação das categorias para as formas verbais recordar, compreender, aplicar, analisar, avaliar e criar, que expressavam melhor a ação pretendida mediante determinado estímulo de ensino.

Figura 1 — Categorias do domínio cognitivo da taxonomia de Bloom revista

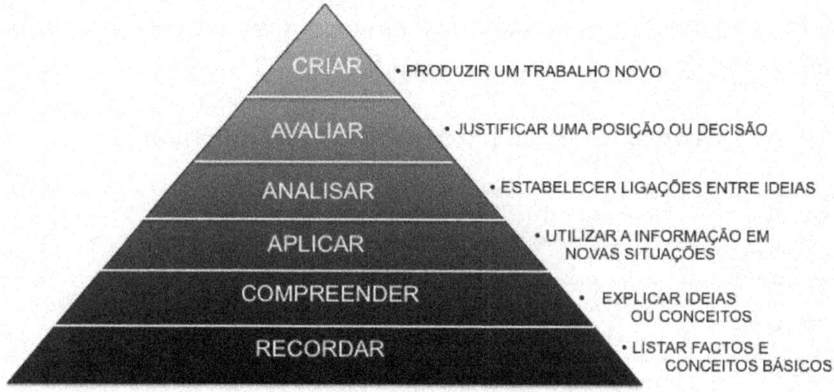
CRIAR
• PRODUZIR UM TRABALHO NOVO
AVALIAR
• JUSTIFICAR UMA POSIÇÃO OU DECISÃO
ANALISAR
• ESTABELECER LIGAÇÕES ENTRE IDEIAS
APLICAR
• UTILIZAR A INFORMAÇÃO EM NOVAS SITUAÇÕES
COMPREENDER
• EXPLICAR IDEIAS OU CONCEITOS
RECORDAR
• LISTAR FACTOS E CONCEITOS BÁSICOS

Fonte: Adaptado de, https://www.flickr.com/photos/vandycft/29428436431.

A taxonomia revista manteve o desenho hierárquico da original, mas, sendo flexível, possibilitou considerar-se a interpolação das categorias do processo cognitivo quando necessário, dado determinados conteúdos poderem ser mais facilmente assimilados a partir do estímulo pertencente a uma categoria mais complexa (Quadro II).

Quadro II — Classificação de Bloom revista

Categoria do processo cognitivo	Ações requeridas	Exemplo de questões
Recordar	Listar, nomear, identificar, definir, reconhecer, recordar, citar	Como define prevenção quaternária?
Compreender	Sumarizar, explicar, interpretar, descrever, comparar/diferenciar, transmitir pelas suas palavras	Descreva os objetivos da prevenção quaternária.
Aplicar	Resolver, ilustrar, calcular, interpretar, classificar, modificar, colocar em prática	Nesta consulta, que medidas de prevenção quaternária propõe?
Analisar	Organizar, deduzir, escolher, contrastar	Neste caso, o que considera estar a contribuir para maior risco iatrogénico?

Avaliar	Estimar, julgar, defender, criticar, justificar	Como é que a aplicação de medidas de prevenção quaternária terá impacto na qualidade de vida do utente?
Criar	Desenhar, colocar hipóteses, esquematizar, discutir, planear, criar	Este utente já recorreu à consulta do dia por quedas frequentes no domicílio. Que plano propõe?

Que estratégias existem para formular perguntas efetivas?

Existem várias estratégias que podem ser utilizadas em contexto de educação médica, possibilitando uma interação bidirecional mais efetiva entre orientador e formando. Algumas dessas estratégias são:

Clarificar o que é pretendido: podem ser dadas pistas verbais, repetir a pergunta ou reformulá-la quando a resposta pretendida não é alcançada.

Fazer perguntas abertas: incentiva a discussão e estimula o pensamento crítico individual. Podem ser feitas sequencialmente, em relação com os conceitos-chave pretendidos:

- «Porque é vantajoso simplificar regimes terapêuticos?»
- «Que doentes são mais suscetíveis a risco iatrogénico?»
- «Como definir o uso adequado de um medicamento?»
- «De que dados do doente precisamos para definir se o uso é adequado?'»

Elaborar perguntas de maior nível cognitivo, que conduzem a discussão reflexiva:

- «De acordo com os sintomas apresentados, quais as hipóteses diagnósticas mais prováveis?»
- «A doente teve quatro idas ao serviço de urgência no último mês. Como a abordaria de forma a prevenir mais idas ao serviço de urgência?»

Equilibrar o nível cognitivo e a quantidade de perguntas convergentes/divergentes de forma a manter um ambiente psicologicamente seguro: alternar entre perguntas de diferentes níveis cognitivos e graus de dificuldade. Evitar o excesso de perguntas.

Dar tempo para responder: aguardar três a cinco segundos após a formulação da pergunta aumenta a confiança do formando e possibilita respostas mais elaboradas. Em questões de elevada complexidade pode ser útil aguardar um a dois minutos. Após a resposta inicial do formando, aguardar mais três a cinco segundos poderá contribuir para uma elaboração mais completa. Não ceder ao impulso de responder à própria pergunta.

Proporcionar um ambiente positivo: incentivar formandos pouco participativos a responder melhora a atenção geral do grupo; manter contacto visual, não interromper durante a resposta, ter atenção à comunicação não-verbal (mostrar interesse), dar reforço positivo, permitir que termine a resposta mesmo que não vá ao encontro do esperado, valorizar o ato de pensar.

Lidar com as respostas de forma produtiva: utilizar as respostas erradas para desenvolver a compreensão, fornecer pistas, ouvir e responder positivamente, incentivando o formando a assumir o risco de responder;

- «Porque acha que...?»
- «Pode explicar melhor...»

Incentivar a formulação de perguntas: promove maior envolvimento, incentiva a aprendizagem e aprofunda o conhecimento sobre o tema, sobretudo quando não há uma resposta única correta.

Organizar e disponibilizar tempo para envolver os formandos na formulação de perguntas sobre a aprendizagem:

- «Este tema é importante para mim?»
- «Quais os meus objetivos relativamente a este tema?»

Considerar o ritmo de aprendizagem dos formandos: transição do modelo de controlo para o modelo de parceria ou deliberativo, que reconhece a cada formando a responsabilidade de gerir a sua aprendizagem.

Mensagens a reter

— A utilização pedagógica da pergunta inclui definir previamente o seu objetivo e saber a que categoria do conhecimento pertence.

— Fazer perguntas como estratégia pedagógica é uma competência fulcral no desenvolvimento do raciocínio clínico, usado para resolver problemas clínicos complexos e alcançar uma decisão na prática clínica diária.

BIBLIOGRAFIA

[1] Cho, Y. H., Lee, S. Y., Jeong, D. W. *et al.* (2012). Analysis of questioning technique during classes in medical education. *BMC Med Educ, 12*(39). https://doi.org/10.1186/1472-6920-12-39.
[2] Richards, J. B., Hayes, M. M., e Schwartzstein, R. M. (2020). Teaching Clinical Reasoning and Critical Thinking: From Cognitive Theory to Practical Application. *Chest, 158*(4), 1617–1628. https://doi.org/10.1016/j.chest.2020.05.525.
[3] Armstrong, P. (2010). Bloom's Taxonomy. Vanderbilt University Center for Teaching. https://cft.vanderbilt.edu/guides-sub-pages/blooms-taxonomy/.

15. INCIDENTES CRÍTICOS

Rita Viegas e Marta Marquês

Resumo

Na prática profissional existem vários acontecimentos inesperados que geram dúvidas, incertezas e/ou perplexidade ou que resultam em incómodo, pela sua falta de coerência ou por apresentarem resultados inesperados, por vezes danosos. Muitas destas situações perturbadoras podem, e devem, ser exploradas no quadro da deliberação ética, que visa a melhoria contínua da qualidade. A identificação destes incidentes é uma ferramenta de aprendizagem. Este texto visa justificar esta prática como técnica de formação, ensinando a utilizar os incidentes críticos no âmbito da formação.

Perguntas-guia

1.ª — O que são incidentes críticos?
2.ª — Como utilizá-los no âmbito da formação?
3.ª — Quais as limitações e as mais-valias da sua utilização?

Introdução

Os incidentes críticos (IC) são acontecimentos inesperados decorrentes da atividade profissional que geram dúvidas, incertezas, perplexidade e/ou incómodo, pela sua falta de coerência ou por apresentarem resultados imprevistos. Para os médicos, os incidentes críticos são, geralmente, situações da prática clínica diária que provocam surpresa ou choque, que poderiam ter sido evitadas e que não originaram danos, embora o pudessem ter feito. São eventos que podem não constituir verdadeiras situações críticas, considerando a sua gravidade ou ameaça à integridade física, mas que resultam em vivências totalmente inesperadas ou perturbadoras para o profissional e que, desejavelmente, conduzem à reflexão e à análise da sua prática clínica.

Os incidentes críticos direcionam o pensamento para situações que acontecem no quotidiano, com capacidade de ter impacto na vida de cada um. São episódios com consequências significativas e com capacidade para ativar a mudança e o desenvolvimento pessoal. Caracteristicamente, são situações que podem funcionar como aceleradores do desenvolvimento interno do próprio indivíduo e que, aplicadas à aprendizagem, geram vontade de aprender «para si» e não para o professor/fonte externa, com consequente aumento da motivação e do compromisso na aprendizagem.[1]

A análise destes incidentes é uma ferramenta de aprendizagem no campo da formação pós-graduada e profissional, integrada no quadro da deliberação ética que visa a melhoria contínua da qualidade. Os valores éticos, profissionais e culturais de cada médico, assim como as relações que estabelece no seu contexto laboral e pessoal, são intrinsecamente dependentes entre si e constituem o currículo oculto ou informal.[2]

Situações como as consultas urgentes, os problemas decorrentes de aspectos da comunicação com o paciente e as famílias e os erros na prática médica (diagnóstico, prescrição, gestão, registos, equipamento, segurança) podem ser utilizadas para abordar e melhorar a qualidade do desempenho, para aprender com o erro ou o quase-erro e facilitar a reflexão. Quando supervisionada por um orientador, que dá um *feedback* estruturado ao orientando, a reflexão pode ser relevante para a modificação de comportamentos, para o processo de aprendizagem e a autorregulação individual.

Porém, há falta de evidência de qualidade que sustente a eficácia da análise de IC na melhoria ou na mudança do desempenho médico.[3] Os benefícios que se crê recolher prendem-se, maioritariamente, com o potencial que a prática reflexiva tem para melhorar o trabalho de equipa e as competências interpessoais, e são mais eficazes para equipas com uma boa dinâmica e que alocam tempo e recursos à exploração de IC.

A criação de um portefólio de incidentes críticos para análise promove a aprendizagem reflexiva do interno, que é, simultaneamente, observador e observado e movido pela necessidade de entender aquilo que gerou o constrangimento.

Como utilizar os incidentes críticos no âmbito da formação no internato médico?

Os IC são causa de desconforto. Numa fase inicial, perante um momento de análise, são lícitos sentimentos como o receio de ser julgado ou confrontado ou a dificuldade de gerir o erro e de lidar com as expectativas pessoais e profissionais.[4]

Uma abordagem estruturada pode tornar a revisão de um evento eventualmente desagradável numa oportunidade de:

- potenciar a reflexão crítica;
- melhorar as competências de comunicação e de trabalho em equipa;
- melhorar a prática clínica (conhecimentos, aptidões, atitudes);
- melhorar a capacidade de identificar necessidades formativas;
- servir de propulsor de aprendizagem;
- promover a segurança dos pacientes e/ou do contexto da consulta/meio envolvente e a instituição de medidas individuais e/ou organizacionais corretoras;
- discutir valores e princípios éticos e de profissionalismo, clarificando o currículo oculto ou informal;
- elaborar, de forma construtiva, situações potencialmente traumáticas para o interno.

A implementação de um método para a sua revisão consome tempo e recursos, pelo que é essencial que o incidente crítico tenha impacto para todos os envolvidos, seja objeto de uma reflexão significativa, gere aprendizagem e modifique a prática. Esta exploração pode revelar problemas de estrutura, processo, resultado e de segurança dos pacientes, permite delinear o plano de ações a empreender para a sua correção e melhoria e, em simultâneo, produz essas mudanças e monitoriza o seu cumprimento e impacto (Quadro I).

Quadro I — Matriz SWOT de análise de incidentes críticos

FORÇAS • permite visão crítica sobre processos de decisão clínica em sistemas complexos; • permite identificar necessidades formativas e melhorar competências; • melhora a segurança do utente; • promove uma cultura positiva de segurança de utente e profissional.	**FRAQUEZAS** • consumo de tempo (aprender a estrutura, elaboração do relato e reunião IO); • fiabilidade baixa por viés de memória; • melhor se repetido durante percurso de aprendizagem (portefólio de IC); • requer prática clínica reflexiva de OF e IFE; • requer competência do OF em dar *feedback;*
OPORTUNIDADES • pode ser aplicado em qualquer local ou domínio da prática da Medicina Geral e Familiar; • pode ser aplicado retrospetivamente; • permite uma cultura de segurança positiva (aprender com erros/quase-erros).	**AMEAÇAS** • ser sentido como ameaçador pelo interno; • falta de tempo/espaço protegido IO.

Legenda: IO —Interno-Orientador; IC — Incidente crítico; OF — Orientador de formação).

A apreciação destes eventos inicia-se com a preparação e redação do relatório de incidente crítico (RIC) pelo profissional que o experimentou ou testemunhou. O relatório deve ser uma narrativa curta, espontânea, mas estruturada, que inclui os factos observados e as experiências subjetivas, as emoções e a avaliação do incidente. Esta escrita reflexiva ajuda a compreender e a interiorizar as experiências, os sentimentos e as perceções de profissionalismo de quem as redige e deve respeitar os itens descritos no Quadro II.

Quadro II — Análise de incidentes críticos — resumo de itens a incluir no relatório de incidente crítico (RIC)

PERGUNTAS	Informação a considerar na sua análise
1. O que aconteceu?	a. Descrição do caso i. Contexto (Com quem? Onde? Quando?) ii. Descrição do incidente (O que aconteceu? Que efeitos provocou?) b. Descrição das emoções, sentimentos, pensamentos e perceções (Que significado tem? Para quem?)

2. Porque aconteceu?	
3. O que aprendeu?	a. Dilemas que se colocaram ou contradições que surgiram (Porque fiquei desconfortável? Este IC é um exemplo de quê? Foi justo? Podia ter sido resolvido de outra maneira?) b. Aprendizagem que esta análise gerou (Necessidades formativas identificadas? Aplicabilidade do aprendido a outras situações?)
4. O que mudou?	a. Plano para lidar com a situação (Estratégias futuras) b. Monitorização da implementação da ação/plano
5. Qual o impacto/ potencial impacto nas pessoas envolvidas?	

A discussão do relatório (Quadro III) é incluída na reunião interno-orientador (IO) imediatamente após a sua elaboração e desta resulta um plano escrito, com o objetivo de monitorizar a aprendizagem e a implementação da estratégia para evitar a repetição do IC. Este momento de análise pode ser efetuado pela díade IO ou em grupo, e ajuda a redirecionar as emoções de uma forma construtiva e segura.

Quadro III — Exemplo de um relatório de incidente crítico

DESCRIÇÃO DO CASO	• Utente do Dr. Antunes, de 83 anos, marcou consulta de rotina para o seu médico. • No dia da consulta ficou muito perturbada porque foi chamada pelo Dr. Miguel, interno do 4.º ano do Dr. Antunes, e informada de que seria o próprio a avaliá-la. • A utente recusou-se a ser vista pelo Dr. Miguel e saiu da Unidade a chorar. • O interno sentiu-se triste e zangado com a utente e com o seu orientador, que lhe disse «essa senhora é assim, não ligues, depois telefono-lhe».
Porque aconteceu?	• O Dr. Antunes estava numa reunião e pediu ao interno para fazer as consultas. Não lhe deu qualquer informação acerca dos utentes que constavam da agenda. • A utente não foi avisada de que a consulta seria feita por outro colega.
O que aprendeu?	• A utente devia ter sido previamente informada (pelo secretariado ou pelo Dr. Antunes) e poderia ter optado por remarcar a consulta. • O Dr. Antunes poderia ter alertado o seu interno para as particularidades da utente. • O Dr. Miguel poderia ter questionado o orientador em relação às particularidades dos utentes agendados para esse dia.

O que mudou?	Em situações similares a díade IO decidiu que: • os utentes seriam previamente avisados e remarcados se o desejassem • os utentes agendados seriam discutidos antes do início da consulta • o Dr. Antunes iria ligar à utente.
Qual o impacto potencial?	• Discussão, diária e prévia ao início da consulta, dos utentes que se encontram agendados. • Reunião IO num mês para aferir mudanças instituídas (mais-valias/aspectos a melhorar/necessidade de reformulação e implementação de outras medidas).

A dinâmica da exploração de um IC inclui quatro fases: abertura, apresentação, reflexão e encerramento.

Um exemplo do que pode ocorrer numa reunião com este fim seria:

- No início da reunião (ou previamente), o relatório é lido por ambos; o interno de formação específica (IFE) fala sobre os vários tópicos do relatório, com especial enfoque no que sentiu, no que pensou sobre o caso, no que poderia ter acontecido, no que poderia ter feito de modo diferente;
- O orientador de formação (OF) pode elaborar sobre algum ponto cego não identificado pelo interno;
- O interno refere quais as necessidades formativas que identificou a partir deste IC, como as irá colmatar e como saberá que as colmatou;
- O OF apoia o interno na elaboração do plano futuro por escrito e é agendada uma reunião para aferir o seu cumprimento.

Esta reunião culmina em diferentes resultados (Figura 1) e deve reger-se pelas normas do diálogo: saber ouvir até ao fim, sem julgar, entender o que levou às ações do outro, permitir a diferença e não culpabilizar.

Há que reconhecer o erro, encará-lo como uma forma de aprendizagem e assumir os IC enquanto momentos de reflexão crítica e consequente aprendizagem que podem evitar erros graves no futuro.

Figura 1 — Resultados possíveis que podem resultar de uma reunião de IC

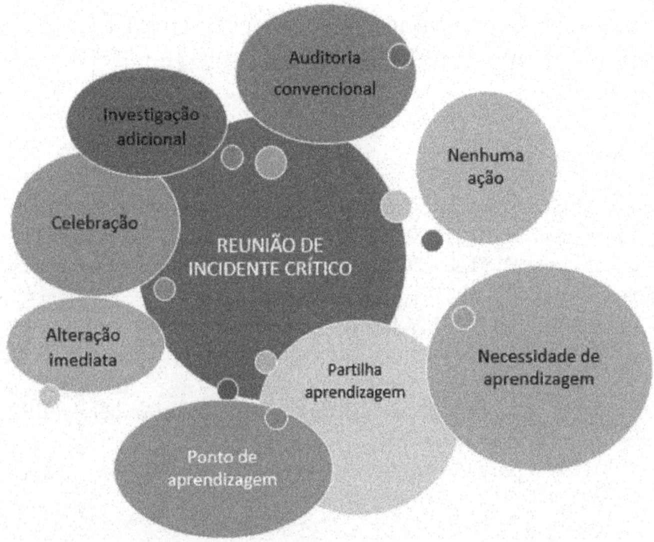

Esta metodologia requer familiarização e tempo dedicado, e o uso da análise de IC durante o internato médico apresenta-se como um método simples e valioso de construção da identidade profissional, tornando consciente uma reflexão crítica pessoal.[5]

Os IC são eventos do dia-a-dia, acontecem sem hora marcada e a sua apreciação permite abordar aspectos de profissionalismo e do currículo oculto, promovendo uma cultura de segurança do utente e do profissional e um ambiente de procura contínua de melhoria da qualidade e de desenvolvimento profissional.

Mensagens a reter

— Os incidentes críticos são acontecimentos inesperados, suficientemente importantes e com potencial para modificar a prática clínica, que requerem respostas improvisadas.

— A análise destes incidentes possibilita a autorreflexão, a modificação de comportamentos e a melhoria da qualidade dos cuidados prestados, através da implementação de planos que evitem a sua repetição.

— A análise dos incidentes é efetuada pelo reconto escrito do evento observado ou vivido.

— A análise dos incidentes críticos deve respeitar as normas de diálogo e centrar-se na perceção do evento pelos intervenientes, com foco no impacto dos incidentes nos intervenientes e na aprendizagem.

BIBLIOGRAFIA

[1] Branch W. T., Jr (2005). Use of critical incident reports in medical education. A perspective. *Journal of general internal medicine, 20*(11), 1063–1067. https://doi.org/10.1111/j.1525-1497.2005.00231.x.

[2] Padilla, C. A., e Alcaraz, A. M. C. (2018). Análisis de incidentes críticos: una herramienta para aprender de los errores. *Educación Médica, 19*(1), 60–63.

[3] MacKay, J., Bradley, N., Lough, M., e Bowie, P. (2009). A review of significant events analysed in general practice: implications for the quality and safety of patient care. *BMC family practice, 10*(1), 1–11.

[4] Price, T. J., Baines, R., Marshall, M., Cameron, N., Bryce, M., e Archer, J. (2019). *Learning from significant medical events: a systematic review.*

[5] Ribeiro, C. (2003). A supervisão dos incidentes críticos. *Revista Portuguesa de Medicina Geral e Familiar, 19*(6), 650–2.

16. A AUTOSCOPIA

Teresa Ventura e Matilde Padrão Dias

Resumo

Neste texto aborda-se a autoscopia realizada a partir de um registo vídeo da consulta e salientam-se as vantagens deste procedimento no potenciar da aprendizagem do interno, ao permitir a quem se vê descobrir por si os pontos a melhorar. São ainda referidos os aspectos éticos a ter em conta no registo vídeo da consulta e aconselhada a metodologia para realizar a sessão de autoscopia.

Perguntas-guia

1.ª — Porquê e quando usar a autoscopia?
2.ª — Como se concretiza?
3.ª — Quais são os aspectos éticos a assegurar?
4.ª — Como avaliar os ganhos de aprendizagem obtidos?

Introdução

A autoscopia supõe dois momentos: o registo vídeo da consulta e a sessão para sua análise. Como método de observação direta (ver texto 22), a autoscopia permite visualizar detalhadamente a consulta, embora em diferido relativamente ao momento da sua ocorrência. Possibilita a sua avaliação global, sendo especialmente útil no que se relaciona com a técnica da entrevista, ao viabilizar a apreciação da linguagem não-verbal.

Conhece-se a força da observação e do *feedback* (ver texto 10) no processo formativo. Com o registo vídeo, o *feedback* não se resume ao que o observado dá e recebe dos outros. Ele pode rever-se e descobrir como os outros o veem, o que é um *feedback* inigualável, com componentes cognitivos e afetivos. Esta forma de transmitir *feedback* tem a vantagem de ser objetiva e específica, potenciando a aprendizagem.

O «ver-se ao espelho» reforça a autoavaliação ao implicar a contemplação e a reflexão sobre o próprio comportamento. A imagem projetada no ecrã é intermediária entre o aspecto exterior objetivo e a visão interna subjetiva, ocupando-se a autoscopia dos produtos que resultam dessa interação. Estes produtos originam ambivalências de sentimentos que constituem um «motor do ato de aprender». Acresce que a auto-observação facilita a relação de treino/aprendizagem, permitindo a quem se vê descobrir por si os pontos a melhorar e dispensando frequentemente algumas observações da parte do formador.[1]

Exemplo de caso

No momento da autoscopia do Joaquim, interno do 3.º ano, é-lhe pedido que faça a autorreflexão inicial. O seu orientador foi registando os tópicos a abordar durante a visualização da consulta, nomeadamente o contacto excessivo com o computador. Joaquim começa da seguinte forma: «Nunca pensei que olhasse tanto para o computador».

Adicionalmente, a autoscopia viabiliza a hétero-observação por um grupo alargado, o que amplia e aprofunda o *feedback*. Permite, ainda, a repetição de uma cena tantas vezes quantas as necessárias para a analisar e estudar.

Aspectos éticos do registo vídeo das consultas

Para registar em vídeo uma consulta é necessário o consentimento informado, e por escrito, do utente ou, em casos de défices cognitivos ou de crianças, do seu representante legal. Sendo o formador também o médico responsável, é natural que se envolva na obtenção do consentimento. Porém, caso esta responsabilidade seja atribuída ao formando, pode ser correto registar em vídeo a conversa inerente, continuando a gravação com a consulta.

O formulário de consentimento deve explicitar as finalidades do registo em vídeo e a sua autorização, bem como a de que este registo pode ser mostrado a outros médicos. Se o registo vídeo for exibido a não médicos, é necessária uma autorização específica para tal. A recusa do registo da consulta deve ser fácil, ou seja, o utente não deve sentir que é errado recusar ou que se espera dele que autorize.

O consentimento deve ser reafirmado oralmente depois da consulta, pois podem ter sido abordados aspectos pessoais que provoquem constrangimentos ao utente, que ele não previa tratar à partida, e isso pode levá-lo a reconsiderar o consentimento inicial. Se isso ocorrer, a gravação deve ser apagada à sua frente.

O médico tem a responsabilidade pessoal de guardar as gravações no processo clínico do utente porque são um registo da consulta. Caso existam outras cópias, devem ser destruídas, uma vez que se enquadram em matéria sujeita a sigilo médico, e ser assegurado que não há gravações armazenadas na câmara de vídeo ou em locais facilmente acessíveis por outros.

Registo vídeo das consultas

Pelo seu maior potencial de aprendizagem, é preferível selecionar uma consulta programada em detrimento de uma consulta do dia. Defensivamente, é comum, para a sessão de autoscopia, os internos escolherem uma consulta em que consideram ter tido um bom desempenho. Porém, as oportunidades de aprendizagem serão maiores se escolherem uma consulta em que sentiram dificuldades.

Recomenda-se registar um período inteiro de consultas e depois selecionar aquela(s) para discussão em grupo alargado. Quando o leque de escolhas é maior, a ansiedade vai-se esbatendo, já que se manifesta sobretudo na primeira gravação.

Atualmente já não é necessária uma câmara de vídeo para fazer o registo, sendo suficiente um simples telemóvel ou *tablet*, desde que com imagem e som satisfatórios. Frequentemente, os limites do gabinete de consulta restringem as possibilidades de localização da câmara que deve, idealmente, ser posicionada de forma discreta, para não interferir com o desenvolvimento «natural» da consulta, e à altura dos olhos do médico e do utente sentados. Pode ser utilizado um tripé ou algo que o substitua (Figura 1), permitindo visualizar a entrada do utente.

Figura 1 — Improvisação de registo vídeo de consulta com telemóvel

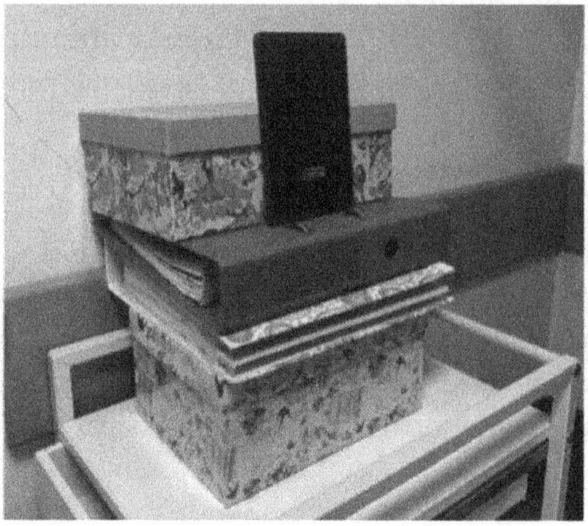

Para captação da linguagem não-verbal, o ideal será filmar ambos de perfil. Na impossibilidade de ver uma das faces, é preferível focar a do utente, pois obtém-se mais informação das suas expressões do que das do médico. Para evitar a contraluz, pode ser necessário fechar estores e utilizar luz elétrica. A bateria do dispositivo deve ser verificada antes de iniciar a gravação e, por segurança, pode-se recorrer à corrente elétrica.

O exame objetivo é feito fora do campo de visão da câmara, para garantir a privacidade do utente. Se a posição da câmara não o permitir, deve tapar-se a lente ou virá-la para a parede, mantendo a gravação áudio.

Não é necessária uma ótima imagem para dar *feedback*, mas o som é crucial, pelo que deve providenciar-se que não haja ruído ambiente ou, nesta impossibilidade, usar um microfone direcional.

Sessões de autoscopia

Para a sessão de autoscopia, deve-se levar o registo vídeo e cópia do registo clínico do doente. O registo vídeo é uma atividade da consulta passível de análise e é possível que factos relevantes para o que aconteceu da consulta não sejam verbalizados e tenham sido registados em consultas anteriores.

As sessões de autoscopia devem ajudar a identificar aspectos fortes da atuação na consulta, que devem ser mantidos; a proporcionar um esquema objetivo de aspectos a evitar; a adquirir, a melhorar e a aprofundar a capacidade de análise/avaliação global da consulta e, em particular, da técnica de entrevista.

As sessões de autoscopia podem ser individuais ou em grupo. Devem ter um moderador, que realça o carácter formativo da sessão, explicita os seus objetivos, assegura a ordem das intervenções e faz a síntese final.

Após o visionamento do vídeo, procede-se à autoanálise, identificando o que se fez bem e o que poderia ser melhorado. Na situação do internato, centrado na intervenção do interno, o formador analisa também a consulta e pede *feedback* de retorno ao interno sobre a sua intervenção. Pode acontecer que formador e formando discordem sobre o que foi ou não bem conseguido. A explicitação de critérios numa grelha de observação de consultas ajuda ao acordo e a discussão faz parte do processo educacional. A finalizar, deve ser feita uma síntese escrita dos pontos fortes e dos aspectos a melhorar, o que é facilitado pelo preenchimento conjunto da grelha de observação da consulta.

É útil aplicar um questionário de avaliação das sessões, a responder pelos internos e outros formandos.

Princípios enquadradores do *feedback* da auto e heteroscopia

A auto e heteroscopia implicam grande exposição pessoal, pelo que os formadores deverão ser cuidadosos ao dar *feedback* e procurar que o clima seja cordial e de entreajuda, o local tranquilo, sem ruídos que atrapalhem o diálogo e gerem inquietação, e que a primeira intervenção seja do observado. Esta última condição justifica-se por várias razões: pretende-se, sobretudo, incentivar a auto-observação e a reflexão; é escusado sinalizar aspectos a melhorar que o sujeito já identificou e, finalmente, a intervenção do sujeito (bem como o registo clínico) permite aos formadores presentes aceder a pormenores cruciais para clarificar a matéria de facto.

Exemplo de caso

Durante a visualização da consulta apercebe-se de que um interno demonstra não ter realizado a preparação da consulta analisando previamente o processo clínico do utente. O orientador toma nota para poder referir ao interno a importância de o fazer. Na sua autoanálise, o interno começa por dizer não ter efetuado a preparação da consulta por um qualquer constrangimento, mas refere a sua importância. Se o orientador reconhecer o constrangimento indicado pelo interno como válido, torna-se desnecessário referir esta questão.

É importante que os aspectos positivos sejam mencionados em primeiro lugar, para evitar uma espiral inútil de ataques e defesas, diminuir a ansiedade e dar ao interno uma ideia clara do que deve ser conservado nas suas consultas.

O *feedback* deve ser regulado pelas necessidades do sujeito em observação, quer na quantidade (se for soterrado por comentários, esquecerá grande parte deles), quer na qualidade. Os comentários devem ser simples, claros e diretos, e não é adequado rodear os assuntos. O *feedback* deve ser transmitido sob a forma de recomendações, e não de críticas, e ser específico, situacional, apoiando-se em factos observados e dando pistas alternativas consideradas mais adequadas. Se for transmitido em termos gerais, pode não contribuir para a mudança de comportamentos.

Exemplo de caso

Dizer ao Dr. Joaquim que tem uma linguagem infantilizadora e que, por vezes, desvaloriza o utente, sem dar exemplos concretos, pode ser pouco útil para a melhoria. Uma abordagem possível será ir escrevendo algumas frases-chave que exemplifiquem o que se quer dizer: «Joaquim, quando disse ao utente que vai tomar um «comprimidinho», está, de alguma forma, a desvalorizar a toma do comprimido. Quando o utente partilhou as suas dificuldades, o Joaquim respondeu «tirando isso, está tudo bem, não é?» Será mais adequado dizer ao doente que «vai tomar um comprimido» e perguntar «Além do que me falou, há mais alguma coisa?»».

Se o registo vídeo de consultas não ocorrer com frequência, é vivido com ansiedade e, por falta de hábito, a presença da câmara pode condicionar comportamentos. Há ainda o risco de equipamento e os formulários de consentimento informado poderem não estar à mão e de o tempo para as sessões de autoscopia não ser previamente alocado aos horários dos envolvidos, sendo necessário encontrar disponibilidade.

Porém, esta disrupção atenua-se se o método for «endogeneizado» no quotidiano de formandos/formadores e demais médicos, como é desejável, dado o seu potencial no processo de microensino/aprendizagem.

Mensagens a reter

— A autoscopia destina-se a médicos cujo nível de desempenho permite a realização de consultas em autonomia. Como método de observação direta, capta os detalhes da consulta, permitindo a sua avaliação global e, particularmente, da técnica de entrevista.

— A autoscopia possibilita a auto-observação, que é um motor do ato de aprender, facilita a relação treino/aprendizagem (o médico em análise descobre sozinho muitas das suas insuficiências), permite a hétero-observação por um grupo alargado e a repetição de uma cena que necessite de ser mais estudada.

— O registo vídeo da consulta implica consentimento do utente.

— Nas sessões de autoscopia, o sujeito em análise intervém em primeiro lugar, o *feedback* deve ser construtivo e há fortes razões para se usarem grelhas de observação.

BIBLIOGRAFIA

[1] Ferrés, J. F. (1996). *Vídeo e educação*. Artes Médicas.

17. A REVISÃO DOS REGISTOS CLÍNICOS

Maria João Queiroz e Clara Jasmins

Resumo

O registo clínico traduz os cuidados prestados e o estado de saúde do doente, sendo uma ferramenta de aprendizagem que promove uma reflexão estruturada sobre os resultados das diferentes intervenções. Este texto descreve uma metodologia de registo, revisão e análise dos registos clínicos, salientando as vantagens e as limitações que o seu uso pode ter na aprendizagem médica e nos cuidados aos doentes.

Perguntas-guia

1.ª — O que pode ser aprendido e ensinado pela análise de registos clínicos?
2.ª — Quais as vantagens e limitações do ensino/aprendizagem pela análise do registo clínico?
3.ª — Como estruturar e conduzir uma revisão de registos clínicos?

Introdução

A informação, a comunicação e as tecnologias suportam e melhoram a qualidade dos cuidados e aumentam a segurança do doente. O registo clínico é o instrumento que melhor traduz os cuidados prestados e que fornece indicações sobre o estado de saúde do doente, pelo que a sua redação e análise deve ser aprendida. Tal como é proposto na Agenda Educativa Euract[1], o médico «[...] precisa de aptidões organizacionais para manter registos, gerir informação...» e, também, de um método de aprendizagem através da «reflexão estruturada sobre a experiência de trabalho. Porém, como sublinha Lawrence Weed, citado por Aronson[2]: «não cuidamos de registos, cuidamos de pessoas. Este registo não pode ser separado do cuidar do doente. Esta é a prática da medicina».

Em 1968, Lawrence Weed desenvolveu o Registo Médico Orientado por Problemas e desenhou a sua versão de registos clínicos, do mesmo modo que um cientista toma as suas notas no laboratório[(2)]. Apesar do estilo e peculiaridades próprias de cada médico, o registo criado deve ser objetivo, claro, rigoroso, organizado e atualizado, para garantir a sua qualidade. Para tal, o médico deve aprender a produzir informação de boa qualidade e a melhorar o seu desempenho através da análise dos mesmos.

Metodologia de revisão de registos

A revisão do registo clínico levanta múltiplos desafios.[3] A partir de uma análise sistemática, o conteúdo dos registos mostra o que pode ser aprendido e ensinado e como se pode fundamentar o *feedback* e autoanálise, valorizando as melhorias conseguidas e sinalizando os aspectos a desenvolver. O Quadro I põe em paralelo duas possibilidades de registo de uma consulta, com menor e maior qualidade.

Quadro I — Exemplo de registos de menor qualidade (à esquerda) e maior qualidade (à direita)

	Consulta de iniciativa do utente
S	Vem mostrar análises. Refere sintomas compatíveis com síndrome das pernas inquietas Pede atestado para a carta de condução
O	Análises sem alterações Exame objetivo sem alterações
A	N04 – Síndrome das pernas inquietas Z09 – Problema legal
P	Aconselho medidas não farmacológicas Passo atestado para a carta de condução

	Consulta de iniciativa do utente
S	1 – Vem mostrar análises 2 – Refere ocasionalmente desconforto, e cansaço nas pernas. Descreve como "uma impressão, não consegue estar quieto", principalmente à noite, deitado. Nega dor na marcha ou alterações do sono. 3 – Pede atestado para renovação da carta de condução
O	IMC: 23,2kg/m2 Visão: OD e OE 10/10 com correção Membros inferiores com pele íntegra. Palpação não dolorosa, com atrofia das massas musculares. Análises sem alterações
A	N04 – Síndrome das pernas inquietas Z09 – Problema legal
P	N04 – sintomas ligeiros e intermitentes: » Proponho caminhadas, massagem e alongamentos. Evitar ingestão de bebidas alcoólicas e com cafeína. » Reavaliar dentro de 3 meses, ou antes se agravamento das queixas. Z09: » Passo atestado para a carta de condução

O registo pode ser avaliado de forma transversal ou longitudinal, sempre que, respetivamente, o foco da análise incida sobre uma consulta ou um conjunto sequencial de consultas. E é possível reportar-se a um episódio de cuidados ou à revisão de todo o processo. A escolha do método depende do objetivo subjacente.

Análise do registo clínico da consulta

A) Coerência interna do registo

O respeito pelo preenchimento dos dados nos campos que convencionalmente lhes estão reservados, nomeadamente nas Notas de Seguimento (SOAP), mantém a sua correlação com o normal progresso da consulta e facilita o seguimento do doente, por si próprio ou terceiros. Este rigor também facilita a recolha de informação para alimentar bases de dados, investigação ou auditorias.

B) Qualidade dos dados da anamnese e exame objetivo

A qualidade dos dados recolhidos na anamnese e no exame objetivo, respetivamente «S» e «O», pode ser analisada fazendo perguntas em formato de uma *checklist* não necessariamente estruturada, como a seguir se propõe:

Na recolha do(s) motivo(s) de consulta (S) e registos do exame objetivo (O):

- *Foram esmiuçadas as queixas e confirmados ou negados sintomas e sinais pertinentes, onde transparece o raciocínio clínico que ajuda a construir a hipótese de diagnóstico?*
- *Foram respeitadas as falas do utente, garantindo o registo de mitos, crenças e expectativas e a influência do seu contexto, que valorizem o utente como pessoa?*
- *Foi clarificada a terminologia do doente?*
- *Foi registado o que o doente pensa da situação e/ou como ela interfere com a sua vida?*
- *Os dados registados do exame objetivo traduzem a procura dirigida para confirmar ou infirmar o diagnóstico?*
- *Há omissões importantes que inviabilizam a tomada de decisão, condicionam decisões incorretas ou que põem em risco o doente?*
- *Há informação excessiva, redundante ou duplicada que compromete a clareza e a objetividade?*
- *Houve o cuidado de transferir informação relevante, disponível no Plataforma de Dados em Saúde (PDS)/Registo de Saúde Eletrónico (RSE), em notas de alta ou noutros documentos similares?*

C) Codificação dos problemas na consulta
A Avaliação (A) permite identificar os problemas e o seu grau de resolução na presente consulta. O problema deve constituir um «facto clínico», classificado como sintoma ou doença mediante a informação disponível. Não devem ser incluídas dúvidas, interrogações ou negações. O sistema de classificação a utilizar depende do contexto onde são prestados os cuidados. Nos Cuidados de Saúde Primários é utilizada a Classificação internacional de Cuidados de Saúde Primários, 2.ª edição — ICPC-2, nos cuidados hospitalares é utilizada a Classificação Internacional de doenças da OMS (ICD — 11). É de verificar se o registo responde às seguintes questões:

- *O problema ou problemas identificados (A) resultam do raciocínio lógico e decorrente dos dados recolhidos?*
- *Foram registados todos os problemas abordados?*
- *Foram respeitados os critérios de inclusão da codificação utilizada?*

D) Estabelecimento de um plano adequado
O plano (P) deve ser estruturado e dirigido a cada um dos problemas identificados. É nesta fase que se discute o diagnóstico diferencial, justificando a abordagem instituída relativamente à marcha diagnóstica e/ou terapêutica. Deve cumprir os seguintes pontos:

- *O plano proposto traduz a negociação com o doente?*
- *Há objetividade no compromisso feito?*
- *Os meios complementares de diagnóstico e terapêutica pedidos e a terapêutica instituída são justificados e de acordo com a melhor evidência científica?*
- *Está explícita a terapêutica instituída e/ou reajustada — fármacos, doses, tomas, duração?*
- *Foi feito o aconselhamento sobre estilos de vida?*
- *Há registo da intervenção na promoção/prevenção de saúde?*
- *Há informação sobre sinais de alarme e sobre o que fazer face ao seu aparecimento?*
- *A referenciação proposta identifica o motivo, a especialidade e a instituição?*
- *Está explícita a data da próxima avaliação ou a planificação de vigilância proposta?*

No sentido de melhorar a segurança de doentes com risco acrescido, o registo deve, igualmente, identificar de forma clara situações como a utilização de **terapêutica hipocoagulante**, a presença de **taxa de filtração**

glomerular comprometida, alergias medicamentosas e **grávida Rh negativa** em espaços próprios, se existentes. A reconciliação terapêutica deve estar contemplada.

Análise do processo clínico

A análise longitudinal do registo clínico permite avaliar de forma mais consistente tendências de abordagem clínica. Por exemplo, perceber se há concertação de agendas ou predominância de alguma delas, se há omissões ou erros sistemáticos, desvalorização de queixas ou subnotificação de problemas. Permite ainda conhecer o padrão de morbilidade do utente, patente na lista de problemas, tanto ativos como passivos. A atualização da lista é uma tarefa necessária e o tipo de problemas e as associações ajudam a orientar as intervenções e a suprir as necessidades em saúde, nomeadamente no plano de cuidados a curto, médio e longo prazo. É de incentivar a caracterização sumária de cada problema, no espaço para notas adicionais. Esta estratégia deverá ser sempre estimulada, uma vez que nos programas eletrónicos disponíveis não há muita margem para o resumo sistemático.

O médico deve ter tempo protegido para preparar a consulta do dia seguinte. A análise prévia dos registos permite planear e gerir melhor os tempos de consulta, assim como adequar os procedimentos preventivos em falta.

A revisão do registo clínico permite identificar o perfil de consumo e cruzá-lo com a morbilidade:

1. *A gravidade justifica este padrão?*
2. *Há problemas desvalorizados pelo médico (psicossomáticos/familiares/sociais) e que justificam a procura excessiva?*

No plano, as principais lacunas surgem na descrição de medidas educacionais e na omissão da medicação crónica, e, na maioria das vezes, apenas é relatada a alteração instituída na presente consulta. Principalmente em doentes polimedicados e seguidos em consultas hospitalares, esta omissão dificulta a gestão e confirmação da terapêutica do doente, com maior probabilidade de erro.

A revisão do processo clínico deve ser aproveitada também para fazer uma «limpeza» do supérfluo, recentrando os objetivos da intervenção clínica: reavaliar riscos de saúde, retirar fármacos inapropriados e instituir um sistema de vigilância para aqueles que têm um risco acrescido. O formando tem de perseguir estes objetivos e fazê-los emergir quando apresenta e discute o resultado desta tarefa com o seu formador.

A recolha de dados estruturados e orientados para objetivos específicos permite o estudo de âmbito alargado, como a vigilância de grupos etários, de problemas de saúde, de revisão terapêutica e outros, de forma a conhecer melhor a população da lista. Possibilita igualmente harmonizar procedimentos, gerir tempos de consulta e uma boa definição dos processos organizativos. No internato, o orientador de formação pode ajudar a identificar os problemas a avaliar e a orientar a metodologia deste estudo.[4]

Vantagens e limitações da aprendizagem pelos registos clínicos

A aprendizagem mediante redação e análise dos registos clínicos favorece a prestação de melhores cuidados, mostrando o encadeamento lógico dos diferentes passos e ações, e assegura o seguimento do doente mediante um plano definido a curto, médio e longo prazo. Potencia igualmente a posterior realização de auto e heteroavaliação da prática clínica, sendo que a consulta prévia dos registos permite uma melhor gestão do tempo de consulta e cria oportunidade para rever atividades preventivas. A organização dos registos facilita a recolha de dados para estudo da lista e/ou investigação clínica e a discussão dos casos clínicos mais complexos.

As limitações da aprendizagem pelos registos clínicos prendem-se essencialmente com o desvio do foco de atenção, na medida em que se pode estar mais atento aos registos do que às pessoas. A obstinação pelos registos clínicos desfoca a atenção do doente durante a consulta, levando a perda de informação importante. A maioria dos dados referentes a comportamentos, emoções, preocupações, preconceitos e crenças, além da linguagem não-verbal, são frequentemente ignorados nos registos pela dificuldade na sua tradução escrita. A avaliação está também sujeita a subnotificação, principalmente no que toca a problemas sociais e fatores de risco.

A subcodificação de problemas sociais e fatores de risco pode limitar a aprendizagem através dos registos e a omissão de medidas educacionais e do plano terapêutico completo dificulta a compreensão dos problemas do doente na sua plenitude.

Mensagens a reter

— Os registos clínicos são úteis enquanto ferramenta de aprendizagem, para uma reflexão estruturada sobre a prestação de cuidados ao doente. As notas de seguimento, referentes a cada consulta, são estruturadas pelo acrónimo SOAP (Subjetivo, Objetivo, Avaliação e Plano) e devem ser objetivas, claras, rigorosas, organizadas e atualizadas.

— A análise dos registos de consulta deve avaliar a sua coerência interna, a qualidade da anamnese e exame objetivo, a correta codificação dos problemas observados na consulta e o estabelecimento de um plano adequado.

— A informação de saúde de uma pessoa vai muito para além dos registos das sucessivas consultas. A análise longitudinal do processo permite interpretar, integrar e sumariar informação fragmentária, avaliar tendências de abordagem clínica, omissões ou erros sistemáticos, assim como identificar necessidades de saúde e indícios, muitas vezes ocultos ou que passaram despercebidos.

— O estudo da lista de utentes permite uma análise alargada e sistematizada de algumas necessidades como a vigilância de grupos vulneráveis, doentes crónicos ou revisão terapêutica, e contribui para harmonizar procedimentos, uma melhor gestão da agenda e a definição de processos organizativos.

BIBLIOGRAFIA

[1] EURACT. (2005). Em Jan Heyrman (Ed.), *EuRACT Educational Agenda.*

[2] Aronson M. D. (2019). The Purpose of the Medical Record: Why Lawrence Weed Still Matters. *The American journal of medicine, 132*(11), 1256–1257. https://doi.org/10.1016/j.amjmed.2019.03.051.

[3] Hultman, G. M., Marquard, J. L., Lindemann, E., Arsoniadis, E., Pakhomov, S., & Melton, G. B. (2019). Challenges and Opportunities to Improve the Clinician Experience Reviewing Electronic Progress Notes. *Applied clinical informatics, 10*(3), 446–453. https://doi.org/10.1055/s-0039-1692164.

[4] Queiroz, M. J. (2009). SOAP revisitado. *Revista Portuguesa de Medicina Geral e Familiar,* 25(2), 221–7. http://dx.doi.org/10.32385/rpmgf.v25i2.10610.

18. ESTUDO DE CASOS

Paula Broeiro, Joana Ramalho e Raquel Ascenção

No meu consultório, leio mais uma vez o processo do doente, este entrou, sentou-se, eu ouvi, senti, pensei e decidimos um caminho juntos.

Resumo

Os relatos de caso são um exercício clínico de competência narrativa que pode ser utilizado como ferramenta de aprendizagem e autoavaliação, pois tanto a clínica como o contexto de consulta merecem reflexão profunda. Neste capítulo descreve-se o tipo de informação relevante que a comunicação — oral ou escrita — de um caso deve conter, as diferentes fases da sua construção e as condições éticas necessárias à sua divulgação.

Perguntas-guia

1.ª — O que é um estudo de caso e qual o ganho formativo esperado?
2.ª — O que motiva a reflexão e a partilha de um caso?
3.ª — Como o vou partilhar?
4.ª — Que mudanças pessoais/profissionais consigo identificar como efeitos de um dado estudo de caso?

O que é um estudo de caso e qual o ganho formativo esperado?

Os estudos ou relatos de caso são observações cuidadosamente documentadas que constituem uma fonte valiosa de educação e de produção de conhecimento. São, por isso, um exercício clínico com competência narrativa. Os casos sobre os quais se reflete individualmente ou que são partilhados em pequenos grupos têm habitualmente que ver com aspectos da relação, dificuldades sentidas ou notificações de erros.[1]

A situação de cada pessoa e o momento da consulta, incluindo a relação médico-doente, são dados de enorme riqueza e autenticidade. Por isso, um estudo de caso pode ser utilizado como ferramenta de aprendizagem e autoavaliação, uma vez que, quer a complexidade clínica quer o contexto de consulta merecem reflexão profunda. Da mesma forma, sabemos que a discussão entre pares/equipa e a decisão partilhada são formas de aprendizagem e desenvolvimento profissional.

Uma medicina praticada com competência narrativa permite aprimorar o pensamento reflexivo, a comunicação e a empatia, além de facilitar o desenvolvimento de trabalho colaborativo interdisciplinar. As intervenções da medicina narrativa na formação médica empregam consistentemente a leitura atenta, a reflexão criativa e a discussão em grupo, como estratégias pedagógicas. A medicina narrativa é uma ferramenta útil para os médicos terem consciência de si próprios, da sua capacidade de refletir sobre as suas emoções e ações. É igualmente útil para uma melhor interação com os pares ou os doentes, com resultados positivos nas capacidades comportamentais de escuta e observação, empatia e capacidade reflexiva.[2]

A reflexão que antecede e acompanha a apresentação de um caso, de uma experiência que se prolonga no tempo, é vital para um médico em qualquer fase do seu desenvolvimento profissional, na procura de um cuidado humanizado, dirigido, atuante, equitativo e digno. Porém, é preciso selecionar casos clínicos pertinentes e adequados ao exercício quotidiano da prática profissional. Na Medicina Geral é preciso ir mais além de constelações de sintomas ou sinais, ou de descrições de marchas diagnósticas centradas na patologia, uma vez que o adoecer é mais que a própria doença[3].

O que motiva a reflexão e partilha de um caso?

Cada pessoa de quem se cuida suscita emoções no médico e desafia-o a refletir, discutir casos e, em alguns, a comunicá-los ou mesmo publicá-los. A comunicação — oral ou escrita — de um caso não requer apenas a vontade de partilhar informação e a capacidade de escrever; é necessário que a informação seja também útil para o público-alvo, transmitindo algo com potencial de aprimorar a prática clínica. Os casos que merecem ser partilhados, comunicados ou publicados são os que contribuem para uma mudança ou aumento do conhecimento; que abrem pistas para um novo conhecimento (e.g., investigação); que apresentam respostas inesperadas; que aportam complexidade e dificultam o processo de decisão ou aplicam o modelo holístico. Outra das possíveis perspetivas a partilhar num caso é a sua repercussão no profissional médico, enquanto pessoa com sentimentos e reações que merecem reflexão.

Ao partilhar um caso, é transmitido a outros uma informação nova, relevante, que conduziu o médico por um caminho inabitual e que é considerada útil por ele, o que contribui para a melhoria dos cuidados e a sua maior humanização. A análise de um caso contribui igualmente para o desenvolvimento crítico e a criação de conhecimento. Contar histórias é uma forma de trocar experiências e, nesse sentido, a partilha de um caso deve conter detalhes suficientes que se podem reportar à história, às dúvidas que suscitou ou à reflexão que potenciou.

Se, verdadeiramente, for praticada uma medicina centrada no paciente, os relatos dos médicos deverão dar conta das inflexões, de como se incorporam no processo de diagnóstico as ideias e os receios do doente, de como se conciliam as suas crenças e escolhas no processo de decisão. É diferente o relato de caso no qual se efetua a descrição pormenorizada do adoecer daquele em que se tem em conta as vivências do doente. O importante não é apenas a doença em si mesma, mas as circunstâncias nas quais ela se produz e as modificações que provoca no comportamento individual e familiar.

Os casos para publicar, além do interesse para a comunidade científica e para os próprios doentes, trazem como ganho secundário o enriquecimento curricular.

Como o vou partilhar?

Identificado o interesse do caso, é indispensável cumprir as seguintes etapas preparatórias da partilha: explicitar as questões suscitadas pelo caso, verificar a relevância (fazendo uma revisão da literatura), assegurar as condições éticas necessárias, nomeadamente o consentimento informado do doente, identificar os potenciais autores e formas de comunicação, se através de reunião científica ou de publicação.

As etapas seguintes referem-se à construção do caso propriamente dito.

Quem lê ou assiste à apresentação de um relato de caso deve, desde logo, saber do que se trata. Por isso, o título deve ser conciso e explícito sobre o tema que será abordado. Deve conter as palavras nas quais o caso se foca (por exemplo, o nome da doença), a situação que torna o caso relevante e não ter pontuação subjetiva, como reticências ou exclamações. A introdução deve justificar o interesse e a novidade do caso: porque é que este relato é único e o que traz de novo. Na descrição, é fundamental estar atento às questões éticas. Importa preservar o anonimato, procurando evitar todos os elementos que possam identificar a pessoa e que não trazem nenhuma mais-valia à compreensão do caso, como o local onde nasceu, vive ou trabalha, a unidade de saúde onde está inscrita ou o nome do hospital a que recorreu. Isto é importante porque, na clínica, as decisões e as ações envolvem questões complexas, em que se sobrepõem direitos individuais, princípios morais e deveres deontológicos dos próprios médicos. Entre estes deveres, existe o de não emitir juízos de valor sobre escolhas de vida do doente, sendo por isso necessário tornar patente que foram respeitadas as suas preferências e a sua privacidade. Deve ser excluída qualquer inferência moralizadora, que deixa antever ideias preconceituosas e juízos de valor sobre ações ou opções do doente.[4] A discussão é a secção mais importante e deverá reforçar as ideias apresentadas pela introdução, respondendo a uma série de questões, como: 1) tendo em conta o conhecimento existente, qual o valor que este caso traz? 2) o que é que os pares podem aprender com isto? 3) que questões se levantam que não podem deixar de ser discutidas? Desta forma, esta secção deverá incluir o interesse do caso, a revisão da literatura (validação externa), as hipóteses diagnósticas ou de vivência da doença, as limitações e o resumo da «lição a tirar».

As principais orientações para a publicação são as Normas CARE *Statement*.[5] Porém, por serem transversais a todas as especialidades, estas deixam para segundo plano aspectos mais específicos da Medicina Geral e Familiar, nomeadamente a vivência da doença ou a perspetiva do doente perante a sua condição de doença.

Um estudo de caso em Medicina Geral e Familiar deverá equilibrar os princípios que definem a especialidade com as normas e integrar, na descrição, o pensar, o sentir e agir face à vontade do doente enquanto ser singular. Defendendo o primado do doente e a sua centralidade na consulta, no processo diagnóstico e no processo terapêutico, a narrativa produzida deve ser coerente com o conceito de medicina centrada no paciente. O doente não pode surgir como uma figura ilustrativa, um mero adereço que apenas dá existência a um conjunto de ideias vulgares sobre um problema de saúde.

Por último, para que um estudo de caso cumpra a sua função de produção e partilha de conhecimento que, no futuro, permita agregar situações semelhantes, é indispensável a seleção criteriosa das palavras-chave, termos descritores (e.g., MeSH)*.

Mensagens a reter

— Os estudos ou relatos de caso são observações cuidadosamente documentadas que constituem uma fonte valiosa de educação e de produção de conhecimento.

— Uma medicina praticada com competência narrativa permite aprimorar o pensamento reflexivo, a comunicação e a empatia, além de facilitar o desenvolvimento de trabalho colaborativo interdisciplinar.

— Um estudo de caso é uma ferramenta pedagógica e de produção de conhecimento acessível e poderosa. Para que cumpra a função referida, deverá ser relevante (e.g., mudar ou questionar uma prática), refletir a especificidade da Medicina Geral e Familiar (e.g., centrada na pessoa) e respeitar os princípios éticos assistenciais e de publicação.

BIBLIOGRAFIA

[1] Barroso, R. (2000). Casos clínicos e relatos de caso: um modo de refletir a prática clínica. *Rev Port Clin Geral, 16*, 99–100.

[2] Milota, M. M., van Thiel, G. J. M. W., e van Delden, J. J. M. (2019). Narrative medicine as a medical education tool: A systematic review. *Medical Teacher, 41*(7), 802–810.

[3] Gervas, J. (2002). A apresentação de casos clínicos em Medicina Geral. *Rev Port Clin Geral, 18*, 129–130.

[4] Cohen, H. (2006). How to write a patient case report. *American Journal of Health-System Pharmacy, 63*(19), 1888–1892.

[5] Gagnier, J. J., Kienle, G., Altman, D. G., Moher, D., Sox, H., Riley, D., Allaire, A., Aronson, J., Carpenter, J., Gagnier, J., Hanaway, P., Hayes, C., Jones, D., Kaszkin-Bettag, M., Kidd, M., Kiene, H., Kienle, G., Kligler, B., Knutson, L., ... Tugwell, P. (2013). The CARE guidelines: Consensus-based clinical case reporting guideline development. *BMJ Case Reports*, 1–4.

* Medical Subject Headings — MeSH é o *thesaurus* de sinónimos do vocabulário usado pela National Library of Medicine para indexar artigos na PubMed.

19. AUDITORIAS COMO ESTRATÉGIA FORMATIVA

Fernando Ferreira e Ângela Neves

Resumo

A auditoria é um processo de avaliação e análise de evidências para determinar a conformidade dos procedimentos com as boas práticas e, quando necessário, recomendar medidas corretivas. As auditorias englobam-se numa estratégia de melhoria contínua da qualidade e realizá-las permite questionar a forma como «sempre se fez», obtendo uma visão crítica da prática. Neste texto detalham-se os passos de realização de uma auditoria e os critérios a cumprir para garantir a sua qualidade.

Perguntas-guia

1.ª — O que é uma auditoria?
2.ª — Quais as vantagens da sua realização?
3.ª — Quais os diferentes passos a seguir no seu planeamento, execução e apresentação de resultados?

Introdução

A auditoria é um processo de avaliação e análise de evidências para determinar a conformidade dos procedimentos com as boas práticas e, quando necessário, recomendar medidas corretivas. Embora auditorias e inspeções sejam conceitos que se interligam, são distintos, pois a inspeção verifica o cumprimento de um determinado grupo de padrões previamente estabelecidos, com vista à atribuição de uma certificação ou acreditação.[1]

As auditorias englobam-se numa estratégia de melhoria contínua da qualidade. A realização sistemática de auditorias implica uma revisão de conceitos e evidência que contribui para o desenvolvimento e enriquecimento profissional e científico. Quando aplicada à formação pós-graduada, contribui para melhorar o processo e o resultado da formação.[2] A necessidade de planear e de definir critérios fornece um treino e metodologia de análise muito útil na prática clínica.

A execução do relatório de auditoria e a identificação da necessidade de medidas corretivas permitem uma reflexão *inter pares* que atualiza o conhecimento. Realizar auditorias permite questionar a forma como «sempre se fez» e ter uma visão crítica da prática.[3] Em acréscimo, a discussão *inter pares* dos resultados e a reflexão sobre as medidas corretivas potenciam o desenvolvimento pessoal e das equipas.

A preparação de uma auditoria (exemplo de caso)

A Unidade de Saúde Familiar (USF) Verde tem nove internos em processo formativo, distribuídos por vários anos de formação. A Ana, interna do 4.º ano, está a fazer o estágio de coordenação e foi-lhe proposto realizar uma auditoria neste âmbito. Para iniciar esta atividade, decidiu aplicar o referencial «Registo da atividade formativa e produtiva dos internos», publicado no sítio da Ordem dos Médicos.

O primeiro passo da Ana foi escolher a área e os pontos a auditar. Nessa escolha tomou em consideração a existência de padrões de qualidade definidos, a utilidade e possibilidade de reprodução/*benchmarking* e a execução simples. Outros pontos normalmente tidos em consideração, sobretudo nas auditorias clínicas, são a relevância clínica e a frequência.

O plano de auditoria tem de ser documentado e contemplar a identificação do referencial de qualidade, objetivos, programa de trabalho, metodologia a utilizar e respetivas documentação e calendarização.

A entidade auditada, no caso do exemplo a USF, deve ser notificada. Apesar da aparente formalidade, é uma oportunidade de discussão e aprimoramento do plano de auditoria no seio da equipa. Neste processo acontece serem identificados constrangimentos ou dificuldades que podem não ter sido previstos. Uma «miniauditoria» teste pode ser útil para se perceber a facilidade de execução da mesma, bem como ter noção de como vai correr todo o processo.

Como uma auditoria implica a presença de vários profissionais, têm de ser acautelados um gabinete e sistemas de informação sem prejudicar a atividade assistencial normal da unidade. A Ana apresentou o plano de auditoria em reunião de serviço, incluindo a metodologia e propondo a presença do coordenador e de um elemento do Conselho Técnico. Esta etapa é crucial e deve ser sempre documentada e contemplar a identificação de recursos, dos requisitos para a melhoria contínua (estabelecer indicadores, a sua métrica e meta associada) e dos requisitos para o controlo de alterações (ver Figura 1).

Figura 1 — Fases de uma auditoria

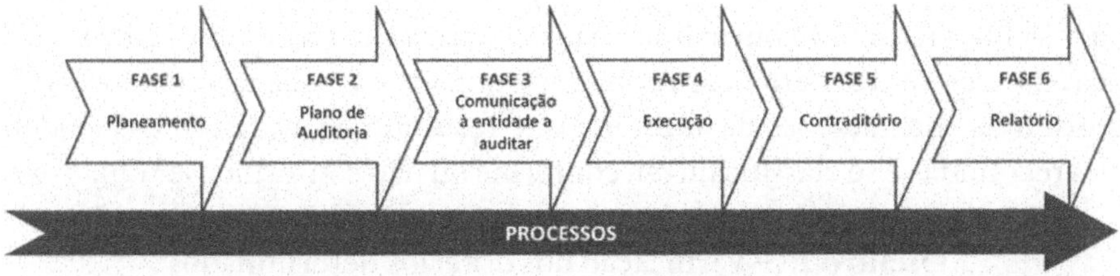

De forma sucinta, o plano de auditoria deve identificar, descrever, perceber e contextualizar o problema; estabelecer objetivos; questionar possíveis causas; planear e executar tarefas; verificar resultados e propor medidas corretivas/uniformização de procedimentos (e.g., forma de registar determinada informação). Os objetivos devem ser suportados por ações de modo a estabelecer como se pretende que sejam alcançados, sendo muitas vezes utilizada a abordagem «5W2H» (Who — What — When — Where — Why — How — How much).

Os critérios de auditoria são o conjunto de políticas, procedimentos ou requisitos que são utilizados como referência, em relação aos quais se comparam as evidências da auditoria. A Ana construiu tabelas com os critérios de auditoria tendo por base uma tabela da Ordem dos Médicos. Para simplificação do processo, decidiu dividir a tabela de acordo com o tipo de informação colhida (entrevistas/análise documental e verificação de processo clínico). Em cada tabela colocou o critério de auditoria bem definido e as opções: Sim (para conforme), Não (Não Conforme), Não aplicável e uma coluna de observações para registar elementos pertinentes. Estes podem ser úteis na redação do relatório final e na definição de medidas corretoras, uma vez que uma não conformidade (NC) pode ter várias causas.

A execução da auditoria

Terminado o passo de planeamento, a Ana passou para a execução. Iniciou a organização do *dossier* da auditoria, do qual constava o referencial de qualidade utilizado, a grelha de auditoria e o modelo para o relatório final.

Num processo de auditoria clínica seria importante obter a listagem de processos a auditar de forma aleatória. Neste caso, a Ana decidiu realizar uma auditoria ao «Registo da atividade formativa e produtiva dos internos».

Na execução da auditoria, a Ana irá procurar evidências que são registos, afirmações factuais ou outra informação (qualitativos ou quantitativos) verificáveis e relevantes para os critérios determinados. Com estas evidências, vai registar as constatações da auditoria que resultam da avaliação das evidências recolhidas e se classificam em conforme ou não conforme (ver Quadro I).

Quadro I — Verificação dos critérios determinados (exemplo de caso)

Critério	Sim	Não	Não aplicável	Observações
C3.2.1 Existe um registo das apresentações do interno (a)	X			
C3.2.3 Existe *dossier* de acompanhamento do processo formativo		X		
C4.2.2 Registo de sessões de *feedback*		X		
C4.2.3 Análise de casos	X			

Para o critério C3.2.1 foi apresentada uma plataforma de registo da atividade formativa e produtiva, onde são inseridas todas as apresentações dos profissionais da Unidade. As formações assistidas e ministradas na USF têm um registo próprio associado a um ficheiro em que cada profissional tem acesso a um documento de «certificação» de formador. Dele consta o título da formação, duração, data e conteúdo programático. Desta forma, existe suporte documental de registo das apresentações de internos (e também outros profissionais), considerando-se o critério conforme.

Quanto ao critério C3.2.3, apesar de estar definido o processo formativo num referencial elaborado pela unidade, não foi apresentada evidência de existir um *dossier* de acompanhamento formativo para cada interno.

Verificou-se que havia orientadores que tinham esse *dossier* organizado, mas não era uma prática sistemática, pelo que o critério foi considerado não conforme. Foi proposta como medida corretora: «revisão e uniformização do *dossier* de acompanhamento do processo formativo». Repare-se que se propôs uma revisão e uniformização e não a implementação, pois já existia um processo em curso, embora não aplicado de forma universal. Caso não existisse, a medida corretora seria: «elaboração e implementação de *dossier* de acompanhamento do processo formativo».

Para o ponto C4.2.2, na entrevista, foi referido que havia sessões de *feedback*, mas não foi apresentado registo. No relatório foi colocada como medida corretiva: «Registo documental das sessões de *feedback* realizadas».

A validação de conformidade do ponto C4.2.3 obteve-se através da apresentação das atas de reuniões, em que estavam descritas a metodologia de análise de casos e os casos que foram discutidos.

Na análise do cumprimento do critério C3.2.2 é questionada a forma de registo das consultas realizadas pelo interno. Foi referido que o registo de consultas obedece aos mesmos parâmetros dos especialistas, pelo que se verificou no programa informático se cada interno tinha registadas consultas das diferentes tipologias no mês anterior ao da auditoria (ver Quadro II).

Quadro II — Análise de cumprimento de critérios
(exemplo de caso)

C3.2.2 Existe o registo eletrónico de todas as consultas efetuadas pelo interno de acordo com a tipologia usada pela UF		Sim	Não	Não aplicável	Observações
Interno1	Saúde materna	x			
Interno2	Planeamento Familiar	x			
Interno3	MGF			X	Ausente em estágio hospitalar
Interno4	Saúde Infantil	x			
...	....				

Para avaliação do critério C4.2.1 (ver Quadro III), foram colhidas evidências através de entrevistas aos internos sobre a sua perceção do processo de supervisão. Utilizaram-se ainda perguntas sobre o apoio e supervisão por parte do OF e dos outros OF, nomeadamente durante a ausência do próprio OF. Foram entrevistados todos os internos, que consideraram existir uma relação de supervisão adequada.

Apesar da conformidade, a Ana entendeu que existia uma oportunidade de melhoria e propôs a criação de um questionário anual de satisfação, relativamente ao processo de supervisão. Nele, o interno tem espaço para deixar sugestões, sendo os resultados discutidos em reuniões.

Quadro III — Análise de cumprimento de critérios (exemplo de caso)

C4.2.1 Existe supervisão adequada por parte do orientador de formação (OF)	Sim	Não	Não aplicável	Observações
Interno1	x			
Interno2	x			
...				
C4.2.1 Existe supervisão adequada por parte de outro OF na ausência do próprio OF				
Interno1			X	Não teve ausência do OF
Interno2	x			
...				

Após a análise dos dados é fundamental fazer o cálculo da taxa de conformidade:

$$Taxa\ de\ conformidade\ (TC) = \frac{número\ de\ «sim»}{soma\ do\ número\ de\ «sim»\ e\ número\ de\ «não»}$$

$$TCA = \frac{2}{2+2} = 50\ \%$$

$$TCB = \frac{3}{3} = 100\ \%$$

$$TCC = \frac{3}{3} = 100\ \%$$

O denominador não é o total de casos/processos auditados, sendo excluídos os não aplicáveis. Regra geral, estes devem ser substituídos, abrindo outro caso para não comprometer a amostra definida no plano de auditoria.

Como a ótica é a de melhoria da qualidade, todas as constatações devem ser apresentadas de modo positivo. A Ana deve escrever que obteve uma taxa de conformidade de 50%, e não uma taxa de NC de 50%. No relatório ou na comunicação oral deve-se evitar utilizar palavras que implicam um julgamento de valor: «a taxa de conformidade foi de apenas ou só de 50%». No caso de os critérios terem como base requisitos legais, devem utilizar-se as expressões cumprimento/não cumprimento, em substituição de conforme e não conforme.

Resultados da auditoria

Após estes passos, e ter tido em consideração os objetivos da auditoria e as suas constatações, a Ana realizou o relatório que incluía três pontos: âmbito da auditoria, resultados/constatações e medidas corretivas. No âmbito da auditoria devem estar descritos a extensão e limites da auditoria (locais, unidades organizacionais, atividades, processos e período abrangido).

Os resultados devem apresentar números absolutos e, em termos de percentagem, a taxa de conformidade global, referindo o número de parâmetros/casos auditados.

A Ana apresentou as recomendações (medidas educacionais, mudanças estruturais ou medidas disciplinares), através de três tipos de ações: **correção** — ação para eliminar as consequências da NC; **ação corretiva** — ação para eliminar a(s) causa (s) de uma NC ou de uma outra situação indesejável e **ação preventiva** — ação para eliminar a (s) causa(s) de uma potencial NC ou de outra potencial situação indesejável nos casos em que o problema ainda não ocorreu, mas poderá acontecer.

A organização deve reter informação documentada como evidência da natureza das NC e quaisquer ações subsequentes, e dos resultados de qualquer ação corretiva.

O processo de auditoria pode ter uma maior abrangência e ser importante «desdobrar» critérios, simplificando o processo de análise das conformidades. O processo de auditoria interna pode servir a si próprio como evidência para a avaliação do processo inspetivo.

Mensagens a reter

— A realização sistemática de auditorias implica uma revisão de conceitos e evidência que contribui para o desenvolvimento e enriquecimento profissional e científico.

— A auditoria deve obedecer a princípios de confidencialidade; comunicação verdadeira, precisa, objetiva, oportuna clara e completa; zelo profissional; independência e abordagem baseada em evidências.

BIBLIOGRAFIA

[1] HQIP Healthcare Care Quality Improvement partnership. (2020). *Best practice in clinical audit.* https://www.hqip.org.uk/wp-content/uploads/2020/05/FINAL-Best-Practice-in-Clinical-Audit-2020.pdf.

[2] Biggs, J. (1995). Medical audit and medical education. *Medical Education, 29,* 99–100.

[3] Sanazaro P. J. (1976). Medical audit, continuing medical education and quality assurance. *The Western journal of medicine, 125*(3), 241–252.

20. OS PROJETOS

Alexandra Fernandes, Joana Oliveira e Inês Andrade Rosa

Resumo

No percurso da formação existem, além das aptidões clínicas, atividades que se incorporam no perfil de ação médica como a gestão clínica, investigação, qualidade assistencial, abordagem comunitária ou a educação. A melhor maneira de adquirir proficiência é aprender fazendo ou desenvolvendo projetos. Este texto define este conceito, descreve a sua importância na formação, os vários tipos de projeto e as etapas do seu desenvolvimento, aprofundando a justificação, desenho, execução e avaliação de dois exemplos de projetos de intervenção comunitária.

Perguntas-guia

1.ª — O que é um projeto?
2.ª — Qual é a utilidade educacional dos projetos?
3.ª — Que tipos de conteúdos podem ter estes projetos?
4.ª — Que passos devemos seguir no desenho de um projeto?

Introdução

Para serem realizadas de forma eficiente, algumas atividades precisam de objetivos prévios (justificação), datas e definição de como se vai fazer (método e plano de ação) e de como determinar se foi feito corretamente (avaliação). O conjunto destas respostas é um projeto. Um projeto é um empreendimento, uma ação planificada constituída por um conjunto de atividades interrelacionadas e coordenadas entre si, que pode ter diferentes finalidades De acordo com o seu conteúdo, caracteriza-se por vários tipos: educativos, investigação, melhoria de qualidade, programa de saúde e projetos de intervenção comunitária.

Neste texto exemplifica-se um projeto orientado para a comunidade, de natureza assistencial, integrado no internato médico de Medicina Geral e Familiar, em que o interno toma parte na conceção, planeamento, implementação, gestão e avaliação da atividade que realiza. O interno deve colaborar no esforço assistencial da instituição em que está inserido, com a autonomia correspondente à fase de formação em que se encontra, aprendendo enquanto trabalha (formação em exercício). Realizar projetos implica o conceber, gerir e avaliar as ações decorrentes desse empreendimento, permitindo ao interno treinar competências de gestão e liderança, que também fazem parte dos objetivos educacionais do internato.[1] Nos diferentes tipos de projeto passíveis de desenvolver no decurso do internato encontra-se subjacente uma lógica *win-win*[*], em que o interno tem novas oportunidades de treinar atos clínicos e de organização/gestão, e os serviços de saúde e utilizadores beneficiam do seu trabalho.

Utilidade dos projetos

Um projeto permite ao interno desenvolver competências dirigidas aos objetivos traçados para determinada fase da sua formação. O intuito para a participação pode basear-se na necessidade de colmatar uma dificuldade individual sentida numa área formativa particular. Por exemplo, para aperfeiçoar a abordagem de uma determinada doença, ou situação com necessidades de cuidados específicos, para aumentar a equidade no acesso a rastreios e a outros cuidados, para treinar a técnica de colocação de métodos anticoncecionais de longa duração, etc. Ou pode funcionar como ferramenta de subespecialização, para expandir o conhecimento numa matéria de interesse pessoal (infiltrações, asma, medicina desportiva, nutrição, etc.). Resulta igualmente de uma necessidade ou oportunidade identificada na Unidade, Agrupamento de Centros de Saúde (AceS) ou Comunidade onde o interno se insere, como acontece em projetos de prescrição social, consulta a utentes sem médico

[*] Uma situação de *win-win* significa que é boa para todos os envolvidos.

de família ou consultas de outros âmbitos indisponíveis na rede de referenciação local (menopausa, cessação tabágica, etc.).

Projetos que fujam ao «modelo clássico» e conciliem as várias vertentes mencionadas tornam-se, naturalmente, mais motivantes. Destaca-se o caso específico dos projetos envolvendo a prestação de cuidados a utentes sem médico de família, como descrito adiante, por permitirem conjugar diferentes dimensões. Este tipo de projetos estimula o pensamento «fora da caixa», em resposta ao planeamento e organização que a atividade solicita, e desafia o interno a sair da sua zona de conforto e contactar com situações diferentes da sua prática habitual, tornando a atividade clínica mais desafiante e, por isso, terreno mais fértil para a aprendizagem.

Projetos específicos de natureza clínica

No AceS Almada-Seixal deu-se início, em 2014, a um projeto de intervenção médica local para resolver, simultaneamente, problemas de saúde locais e melhorar as competências dos internos na organização e gestão de uma unidade de saúde, nomeadamente as suas capacidades comunicacionais, o tratar dados de saúde, o pensamento crítico, a gestão do tempo e o seu conhecimento e competências técnicas em áreas específicas. Procederam-se, assim, a diversas iniciativas no AceS:

- Substituição de especialistas ausentes (na unidade de saúde de colocação ou noutras);
- Avaliação clínica e atualização da terapêutica de todos os utentes com DPOC de uma unidade de saúde;
- Campanha de rastreio de carcinoma do colo do útero nas utentes sem equipa de família de uma Unidade de Cuidados de Saúde Personalizados (UCSP);
- Criação de Unidades de Internos;
- Criação de Consulta de Doentes Complexos, sem equipa de família, numa UCSP.

Como exemplos de projetos comunitários, e de forma a realçar o ganho nos objetivos acima mencionados, descrevem-se duas experiências ocorridas neste AceS.

a) As Unidades de Internos

As Unidades de Internos (UIN) foram um projeto pioneiro baseado no conceito de comunidade de prática[2] (ver texto 25 do Capítulo IV). Conceptualmente, as comunidades de prática abarcam um ambiente complexo que permite aos seus membros criar, expandir e trocar conhecimento, desenvolvendo as capacidades individuais e, ao mesmo tempo, beneficiando as organizações. Assim, num contexto *win-win*, as UIN pretenderam atingir os objetivos do quarto ano do internato, treinando competências de gestão da complexidade clínica e organizacional, num ambiente de autonomia próximo de um recém-especialista. Concomitantemente, foi dada a possibilidade aos utentes sem médico de família de participarem num projeto com acesso a cuidados de saúde transversais dirigidos a si e ao seu agregado familiar.

Os internos interessados da direção de internato de Almada-Seixal constituíram as primeiras duas UIN em 2014, na UCSP Charneca e Amora, em grupos de cinco a seis elementos. A seleção inicial dos locais prendeu-se com o elevado número de utentes sem médico família e a proximidade dos orientadores de formação. Posteriormente, foram constituídas mais duas UIN, na UCSP Laranjeiro e UCSP Almada. Algumas UIN tiveram continuidade até 2018, com a transferência da lista partilhada para os internos do quarto ano seguinte.

Realizou-se, desde o primeiro ano, uma contratualização entre os internos participantes, a diretora de internato, o conselho clínico e de saúde e o diretor executivo do ACES Almada-Seixal, tendo sido elaborado um documento com linhas orientadoras organizacionais. A integração na unidade incluiu a determinação de estratégias para melhorar a acessibilidade dos utentes aos cuidados de saúde, articulação com equipa existente e a atualização dos registos clínicos num formato de qualidade. Assumiram-se princípios de corresponsabilização e igualdade de estatuto entre internos, tendo sido criada a figura de interlocutor, com a função de gerir contactos da UIN com a direção de internato ou o ACES. O horário dos internos foi distribuído entre a UIN e a unidade de origem, de forma a manter um contacto de proximidade com o orientador, estando garantida a sua retaguarda no âmbito do percurso formativo. A lista de utentes foi partilhada por todos os internos, de modo não nominal. Ainda que integrados na comunidade de prática, mantiveram-se utentes sem médico de família designado e, por isso, candidatos à atribuição de médico. O número de utentes que integrou a lista foi de 750 por interno. Conseguiu-se a articulação dos horários individuais de trabalho de forma a garantir a interligação com consulta de enfermagem, a disponibilidade logística de gabinetes e o assegurar do funcionamento e Atendimento de Doença Aguda e Domicílios. Com a colaboração do ACES e da Administração Regional de Saúde de Lisboa e Vale do Tejo foi criado um centro de custos individual da UIN, o que facilitou a atividade assistencial diária relativamente à gestão dos agendamentos e ao estudo da lista.

No final do projeto, foi aplicado um questionário de satisfação aos utentes que integraram as UIN, com resultados de «muito satisfeito» de forma global. E os internos consideraram que as UIN constituíram comunidades-piloto de profissionais motivados, favorecendo a realização pessoal e do grupo, e que cumpriram a finalidade comum de melhorar a equidade dos cuidados de saúde. Foi considerado um modelo replicável em alguns contextos de carência de médicos de família.

b) Consulta de Doentes Complexos (CDC) sem Médico de Família

Esta consulta nasceu em 2018 na UCSP de Corroios, fruto das necessidades da população e da oportunidade formativa que configurava para médicos internos de medicina geral e familiar.

A CDC tinha como principais objetivos a prestação de cuidados de saúde adequados a doentes complexos sem médico de família (MF), o ensaio de um modelo de seguimento que atribuía ao enfermeiro o papel de gestor de caso e o treino de médicos internos de MGF.Nesta UCSP estavam inscritos, à data, cerca de 12 400 utentes sem MF. Apesar da escassez de médicos, a UCSP dispunha de enfermeiras disponíveis para o acompanhamento de doentes crónicos estáveis.

A consulta destinava-se a utentes com múltiplas morbilidades que não tinham MF nem possibilidade de acesso a outros cuidados de saúde. Em 2018, a equipa era composta por duas médicas consultoras em MGF (responsáveis), 15 médicos do 3.º ano do internato de formação específica em MGF e duas enfermeiras. A cada doente eram realizadas, pelos internos, duas a três consultas médicas, com duração de uma hora no caso da consulta inicial e meia hora para as subsequentes. Se o doente reunisse critérios para acompanhamento, era elaborado um resumo clínico personalizado, que incluía um plano de acompanhamento negociado, sendo uma cópia fornecida ao utente. Posteriormente, a gestão do doente passava a ser realizada pelas enfermeiras, em colaboração com as médicas responsáveis, até à atribuição de MF.

Este modelo permitiu aos internos efetuar consultas a doentes complexos, muitas vezes não investigados e mal controlados, uma oportunidade rara nas listas de utentes das suas unidades de origem. Possibilitou ainda que tal fosse feito com tempo suficiente e supervisão adequada. E revelou-se uma ferramenta de treino útil para alcançar os objetivos de desempenho previstos para o 3.º ano, nomeadamente na gestão das diferentes intervenções neste tipo de doentes e na elaboração de um plano de cuidados e sua negociação, promovendo a autonomia do utente.

A CDC mostrou-se também benéfica para os utentes, permitindo um controlo e vigilância adequados das doenças crónicas, a continuidade de cuidados e a participação na elaboração e posse do plano de acompanhamento. Promoveu ainda o empoderamento das enfermeiras e o trabalho em equipa na UCSP.

Esta forma de organização dos serviços constitui um modelo de prestação de cuidados alternativo, centrado no trabalho supervisionado de médicos internos e na existência de um enfermeiro gestor, que poderá ser considerado em situações semelhantes noutras unidades de saúde.

Condicionantes e determinantes de projetos com sucesso

Os projetos podem fazer sentido quando desempenhados por internos motivados, constituindo campos de estágio ricos para desenvolver competências específicas de cada fase de formação. A supervisão é um requisito fundamental para o sucesso de um projeto, bem como a lógica *win-win* para utentes, internos e instituição.

Um projeto é uma atividade facultativa, que pode variar de interno para interno, sendo que cada um pode ter mais do que um projeto durante o internato. Um projeto pode envolver um ou mais internos e pode ocorrer em qualquer ano do internato. É, porém, mais adequado aos últimos dois anos, em que a autonomia do interno é maior.

Um projeto tem uma duração variável, podendo também ser realizado a tempo completo ou parcial, e desenvolver-se na unidade de formação do(s) interno(s) ou noutra unidade do ACES de colocação (3.º e 4.º ano).

Desenvolver um projeto implica a redação de um plano, semelhante ao plano pessoal de formação, que defina: objetivos educacionais; objetivos assistenciais; atividades; cronograma; horário semanal e avaliação.

Integrar um projeto no decurso do internato envolve diálogo e consenso entre interno(s), orientador(es), direção de internato, equipa de saúde da unidade onde o projeto decorre e direção clínica do ACES. Implica uma supervisão adequada à fase de formação do(s) interno(s), que pode ser partilhada entre orientadores ou com outro especialista da unidade de saúde onde o projeto decorre.

Os projetos no decurso do internato obrigam a que as entidades formativas (orientadores, direção de internato) estejam atentas, para que a lógica produtiva das unidades de saúde e dos ACES não se sobreponha à lógica formativa do internato. Por exemplo, impondo ao(s) interno(s) o mesmo tamanho de «listas» ou volume de consultas que é exigido aos especialistas, o que não é aceitável durante o internato, por prejudicar o processo de aprendizagem.

Mensagens a reter

— Um projeto é a realização de um trabalho prático autónomo com supervisão à distância.

— Um projeto implica ter uma ideia, ver o que se sabe sobre esse assunto, selecionar métodos apropriados para se alcançar o que se pretende, analisar e interpretar os resultados e, por último, reportar o que foi feito e alcançado.

— Qualquer momento é bom para levar a cabo um projeto. Porém, no que respeita a projetos de intervenção comunitária, é aconselhável que estes se realizem nos dois últimos anos.

BIBLIOGRAFIA

[1] IEFP. Metodologia do Trabalho de Projecto. *e-learning* IEFP, Recurso didatico para formadores IP https://elearning.iefp.pt/pluginfile.php/48096/mod_resource/content/0/3_Metodologia_do_Trabalho_de_Projecto.pdf.

[2] Sá, V., Coutinho, M., Póvoa, A., Medeiros, R., Santos, J., Biscaia, A., e Couto, I. (2020). Comunidade Formativa do Estoril: uma comunidade de prática centrada no internato médico e orientada para o futuro. *Revista Portuguesa De Medicina Geral E Familiar, 36*(6), 531–8. https://doi.org/10.32385/rpmgf.v36i6.12735.

CAPÍTULO IV
COMO APROVEITAR E AMPLIAR OS RECURSOS DE APRENDIZAGEM?

21. PLANEAR PERCURSOS FORMATIVOS

Inês Rosendo, Liliana Constantino e Rita Lopes

Fala-me e eu esquecerei, ensina-me e eu poderei recordar, envolve-me e eu aprenderei.»

Benjamin Franklin*

Resumo

O objetivo deste texto é ajudar internos e orientadores a construir um Plano de Formação Individualizado, que facilite o cumprimento do programa do internato e, simultaneamente, individualize o formando no contexto da unidade de prática onde está colocado e das suas necessidades específicas.

Perguntas-guia

1.ª — Como definir necessidades e objetivos de aprendizagem do interno e do orientador e selecionar os melhores métodos e recursos para os concretizar?

2.ª — Como alinhar a definição de objetivos específicos de aprendizagem com as competências finais a atingir?

3.ª — Quando e como planear, monitorizar e avaliar a formação?

* Benjamin Franklin (1706–1790) foi uma figura representativa do iluminismo: jornalista, editor, autor, filantropo, político, abolicionista, funcionário público, cientista, diplomata, inventor e líder da Revolução Americana, conhecido pelas suas experiências com a eletricidade.

Introdução

Em Portugal, todos os internatos médicos são formalmente desenhados com base num programa formativo publicado em Diário da República, que estabelece a sua duração, áreas formativas, competências a adquirir em cada uma delas e o método de avaliação. Este programa formal requer uma adaptação ao mundo real, que o adeque ao contexto assistencial e às características individuais do interno e do formador.

No final do tempo do internato prevê-se que tenham sido adquiridas e integradas as competências que transformam o interno em médico especialista. Para planear, deve-se partir do que caracteriza cada especialidade e integrar estas competências com o conhecimento do currículo e organização do internato, disponível em:

- manuais, guias, cadernetas e portefólios construídos pelas coordenações e direções de internato, adaptando o programa de nacional às necessidades de cada zona;
- Perfil de Competências do Especialista, definido pela Ordem dos Médicos;
- Programa de Formação Específica aprovado em Diário da República;

Identificar necessidades de aprendizagem

A identificação das necessidades de aprendizagem[1] é um processo individual e bidirecional entre o interno e o orientador, que envolve auto-observação, análise, reflexão e avaliação em múltiplos momentos da formação.

A reflexão sobre os seguintes pontos pode ajudar a discernir as necessidades formativas:

- Na perspetiva do interno:
  - o que traz (formação académica e experiências anteriores);
  - o que sabe e deve aprender, de acordo com o que é exigido, e o que sente que lhe falta (áreas que provocam ansiedade, causam problemas recorrentemente ou que preferia que não surgissem na sua prática clínica);
  - quais as apetências e gostos pessoais que quer integrar e aprofundar.
- Na perspetiva do orientador:
  - como vê e avalia o interno no seu processo de aquisição de conhecimentos/competências, ajudando a identificar necessidades de

formação de que ele não se apercebe (observação direta, auditorias/ avaliação de registos, pedido de apreciação por pacientes e colegas);
- o que sabe, e sabe que sabe, acerca de si próprio e como médico especialista, na consulta e na dinâmica com o formando (personalidade, formas de comunicação, formação e experiência profissional, pontos fortes e lacunas nas habilidades clínicas);
- o que sabe sobre como orientar a formação de um médico especialista (experiência prévia como formando e como formador, conhecimentos sobre métodos de ensino-aprendizagem, cursos de formação para orientadores).

Com a identificação das necessidades formativas, é possível definir objetivos específicos. Em alguns dos documentos orientadores, os objetivos específicos são apresentados em listas, de modo extensivo, mas devem ser adaptados à circunstância particular de cada interno, para que construa um plano de formação personalizado, acordado com o orientador.

Será útil, em cada sessão, escolher objetivos operacionalizáveis, ao invés de uma lista extensa, o que facilita o foco e a avaliação.

Para que os objetivos cumpram a sua função de direcionar para cada aprendizagem, é importante que sejam (ver Figura 1):

- concretos e definidos em pormenor;
- relevantes para a formação;
- avaliáveis, de modo a graduar o seu cumprimento;
- realistas (sem impactar negativamente o resto da formação e dependentes do próprio) e orientados para o desempenho;
- definidos quanto ao prazo de concretização.

Figura 1 — Exemplo de operacionalização de um objetivo específico de aprendizagem

O que eu quero alcançar especificamente?	Relevância (1-10) Como sei que preciso?	Evidência/avaliação Como saberei que o alcancei?	Realista? Que recursos tenho e o que preciso?	Plano: como o vou alcançar e quando?
Saber fazer comunicações orais	7/10 Comentários de melhoria à minha apresentação em reunião	Comentários que vou pedir após a próxima apresentação	Sei escolher e resumir conteúdos Não sei fazer diapositivos simples nem gerir o tempo de apresentação	Fazer curso de comunicação em público no próximo mês. Pedir amanhã a colegas com experiência para me darem dicas e enviarem bibliografia para ler sobre o tema (a ler no próximo mês).

Depois de definidos os objetivos de aprendizagem (foco no propósito), terá de se identificar a forma de os atingir (processos pedagógicos atualizados, adaptados ao formando pelo seu estilo de aprendizagem[2] e nível atual de competências; capacidades adaptadas ao objeto de estudo e sua aplicabilidade em cenários reais, no contexto dos recursos disponíveis num dado momento e espaço) e clarificar o grau de excelência no desempenho pretendido.

Como o método de aprendizagem deve ser, na medida do possível, personalizado, é útil perguntar primeiro em que consiste «a forma mais apropriada para aprender» e investir alguns minutos em considerar os processos que são já dominados para adquirir e integrar conhecimentos e aptidões.

Deste modo, a pessoa que formando e formador são influem na forma escolhida para aprender. Se for presente que as capacidades cognitivas (perceção, inteligência, aprendizagem) são conjuntos de ferramentas adaptativas que servem para, entre outras coisas, a satisfação das necessidades individuais, então, investir em descobrir as motivações para aprender algo em dada altura é uma mais-valia para o sucesso.

Existem várias ferramentas ou tipologias passíveis de explorar a personalidades, os padrões interpessoais e os estilos de aprendizagem de cada um. Um exemplo útil para fazer uma avaliação inicial de orientador e interno, e ajudar na adaptação dos métodos de aprendizagem, é o modelo de Kolb[3] (ver Figura 2).

Figura 2 — Modelo de estilos de aprendizagem de Kolb

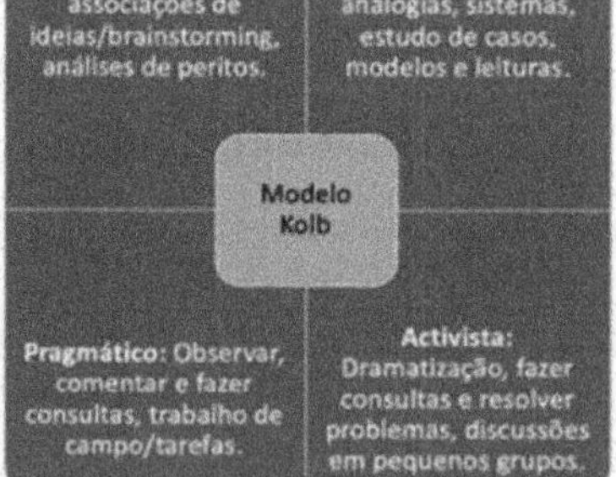

Os métodos de aprendizagem devem também ser adaptados a cada objetivo, tendo em conta os vários níveis do saber:

- domínio cognitivo/conhecimentos (Saber-Saber) — compreensão, conceptualização, aprendizagem de regras e de algoritmos (ex.: leitura de artigos, seminários).
- domínio psicomotor/aptidões (Saber-Fazer) — realizar uma tarefa, resolver situações que requerem destreza ou coordenação motora (ex.: *workshop*, auditoria, projetos).
- domínio socioafetivo/atitudes (Saber-Ser/Saber-Estar) — adaptabilidade perante mudança, enfrentar desafios (ex.: dramatização, consultas observadas/gravadas).

Quanto ao planeamento e preparação da unidade para receber formandos e prestar formação contínua, tem de se ter em conta a preparação da equipa (valorizando a discussão e investigação baseadas nas necessidades identificadas pelos membros da unidade), responsabilizar todos pela integração e formação do interno, espaços e materiais a utilizar (gabinete e material, biblioteca e recursos, documentos e acessos essenciais, tempo protegido de formação), e procurar fontes de financiamento para as atividades formativas (ver Figura 3).

Figura 3 — Planeamento da equipa e recursos para a formação, aqui com exemplo para Especialidade de Medicina Geral e Familiar (MGF)

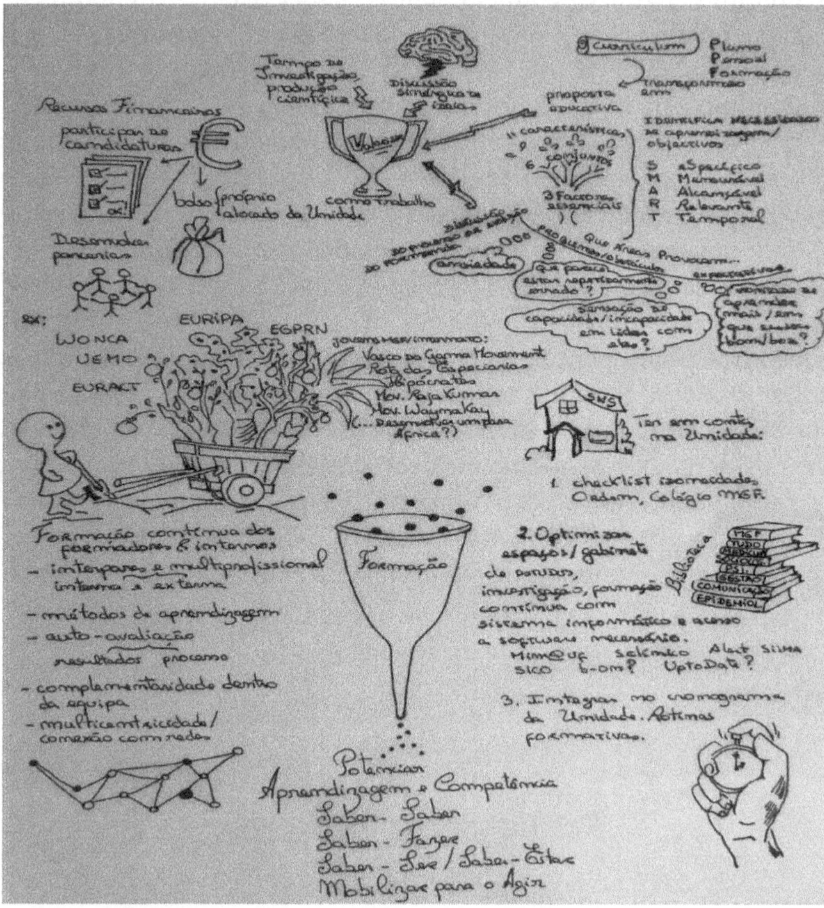

A avaliação ao longo do percurso de formação deve ter momentos de autoavaliação e heteroavaliação, este último com componente formativa (monitorização para ajuste do programa de formação) e sumativa (com critérios definidos pelas entidades competentes e que devem ser analisados previamente por avaliador e avaliado). Para aprofundar este assunto, sugere-se a leitura do Capítulo V deste manual, relativo à avaliação. A «roda da vida» é uma ferramenta útil, que pode ser adaptada às competências definidas por cada colégio de especialidade (ver Figura 4).

Figura 4 — Rodas de competências, baseadas no Perfil de Competências do Especialista em MGF, definido pela Ordem dos Médicos e na Definição Europeia de Medicina Geral e Familiar

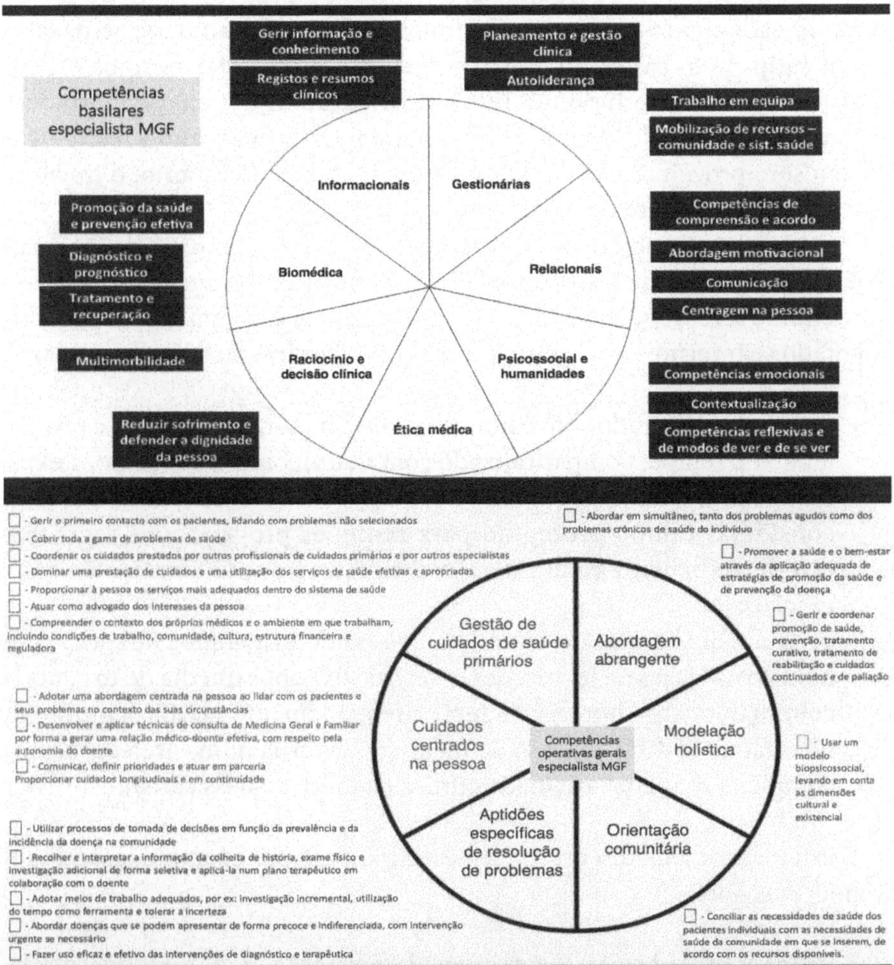

Neste processo, é pedido em cada avaliação que o formando valorize as áreas específicas numa escala de 0–10, de modo a perceber o equilíbrio entre elas em cada momento. O formando escolhe depois uma área a trabalhar de forma mais atenta até à avaliação seguinte, operacionalizando objetivos concretos. Será interessante ir percebendo a dinâmica desta roda ao longo da formação, e até ao longo de toda a carreira.

Tempos programados

Uma cultura com momentos programados de pausa e avaliação do percurso possibilita uma reorganização flexível do próprio plano de formação, nomeadamente incorporando imprevistos, oportunidades e desafios encontrados pelo caminho. Será importante programar tempos específicos para reflexão individual, interno-orientador, e com a comunidade formativa, planeando-os no início de cada ano e marcando na agenda. Podem ser aproveitados os momentos de mudança de estágio, o início do ano, após as férias, etc.

Para encaixar os objetivos de aprendizagem numa estrutura de internato previamente definida e criar um plano de formação personalizado, é essencial definir e rever regularmente os tempos de aprendizagem acordados entre orientador e interno, começando por definir o horário de trabalho semanal:

- deve ser equilibrado com o horário do orientador, mas flexível, a rever ao longo do tempo, compatibilizado com a autonomia do interno, a experiência com outros médicos da equipa;
- considerar tempo protegido para reuniões programadas regulares, estudo do ficheiro de utentes, investigação e outras tarefas não assistenciais;
- gerir a manutenção do vínculo à equipa de origem e a adaptação do horário nas fases de formações externas (ex.: após um dia de urgências, com maior carga horária, reduzir adequadamente no dia seguinte ou nos restantes dias; em caso de formação externa numa área específica, complementar com atividade clínica na unidade nessa área).

É útil planear a médio prazo (semestral/anual), por exemplo, usando um cronograma que:

- defina a organização dos tempos de formação, com a ordenação dos vários estágios, formações, cursos (obrigatórios e opcionais) e outros;
- tenha atenção aos tempos mínimos de estágio, não esquecendo as ausências programadas ou previsíveis (férias, eventos científicos relevantes).

O processo de planeamento facilita a gestão de tempo, mas será essencial assumir que todos têm limites e aceitar o que se consegue ou não fazer em cada fase como parte do processo, prevenindo o *burnout*.

Por fim, para ajudar na valorização do próprio programa de formação, é importante avaliar posteriormente a sua utilidade, recorrendo tanto à avaliação final como à auto e heteroperceção relativamente ao atingir das competências e, ainda, àquilo que, na prática clínica do recém-especialista, parece ser mais e menos útil perante o programa de formação feito ao longo do internato (ver Figura 5).

Figura 5 — Modelo de discussão e avaliação regular da aprendizagem

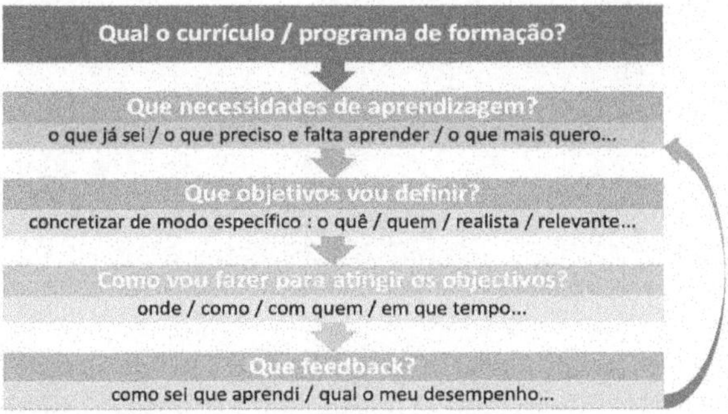

Mensagens a reter

— O planeamento e a adaptação da aprendizagem ao longo do tempo entre orientador e interno são um desafio constante e exigem definição e redefinição de objetivos e metodologias personalizados, auto e heteroavaliação, com vista a atingir as competências profissionais definidas.

— É importante partir das competências a atingir e de documentos estruturais e adaptá-los às necessidades formativas pessoais para definir objetivos a operacionalizar segundo os métodos de aprendizagem preferenciais a cada aprendente. Estes devem ser regularmente discutidos, avaliados e remodelados.

BIBLIOGRAFIA

[1] Grant, J. (2002). Learning needs assessment: Assessing the need. *BMJ (Clinical research ed.), 324*, 156-9.

[2] Miranda, L., Morais, C. (2008). Estilos de aprendizagem: o questionário CHAEA adaptado para língua portuguesa. *Revista de Estilos de Aprendizaje*, 1(1), 66–87.

[3] IEFP. Estilos de aprendizagem. Plataforma de *e-learning* do IEFP, IP. https://elearning.iefp.pt/pluginfile.php/50697/mod_scorm/content/0/des05/06des05.htm.

22. OBSERVAÇÃO DO DESEMPENHO DO FORMANDO EM CONSULTA

Teresa Ventura e Maria João Queiroz

Resumo

O processo de observação proporciona ao observador e ao observado a oportunidade de aprenderem um com o outro. É também uma oportunidade para disseminar boas práticas, partilhar pensamentos sobre o que se faz e apoiar o desenvolvimento de aptidões de consulta. Este texto descreve as indicações deste método, os seus tipos e as vantagens e desvantagens de cada um, indicando como se pode refletir no final de cada sessão de treino.

Perguntas-guia

1.ª — De que métodos dispomos para observação do desempenho do formando em consulta?

2.ª — Quais são as indicações, vantagens e desvantagens de cada método?

3.ª — Como treinar e refletir sobre ganhos de aprendizagem após cada episódio de observação?

Introdução

A formação em estágio corresponde a uma passagem entre dois mundos, do discurso para o da experiência. Aqui, o formando é o agente da sua própria formação. Ao orientador de formação/tutor (OF) cabe garantir a articulação entre teoria e prática. A finalidade deste processo é que o estagiário se aproprie dos ganhos formativos e os transforme em práticas adequadas, enquanto se insere socialmente na profissão.

A observação do estagiário, interno ou aluno, em ação na consulta remete para os níveis cimeiros da Pirâmide de Miller modificada[1] (Figura 1). O posicionamento ativo reforça a aprendizagem, como mostra a pirâmide da Figura 2.

Figura 1 — Pirâmide de Miller modificada

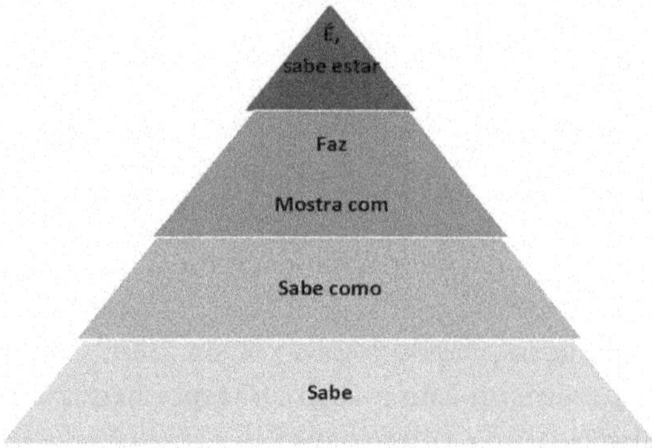

Fonte: https://pt.wikipedia.org/wiki/Ficheiro:Pir%C3%A2mide_de_Miller.jpg.

Figura 2 — Pirâmide de Aprendizagem de Dale

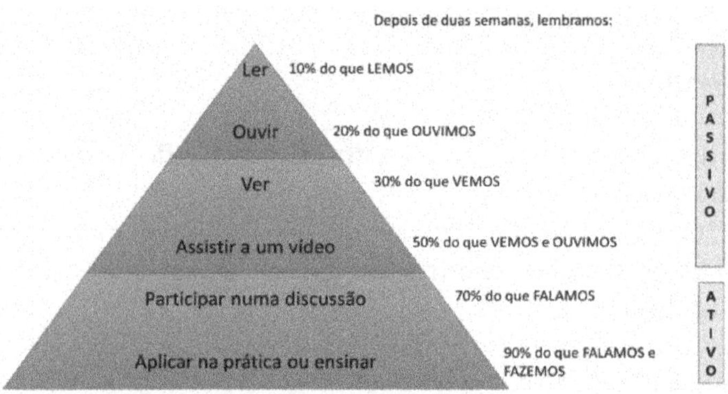

Fonte: Dale (1969), citado por Oliveira (2018).[2]

Tipos de métodos de observação do formando numa consulta

Os métodos de observação da consulta dividem-se, quanto aos cenários da sua aplicação, em métodos de observação em tempo real, aplicados no decorrer da consulta, e aqueles que ocorrem num momento diferente do da consulta.

— Métodos de observação em tempo real, aplicados no decorrer da consulta: consulta ombro a ombro; discussão de casos (consulta realizada pelo formando em gabinete próprio e finalizada pelo OF, e consultas simuladas).

— Métodos que se aplicam num momento diferente do da consulta, empregando material recolhido nela: revisão de casos; análise de registos clínicos; observação binária da consulta (consulta realizada pelo OF a utente anteriormente observado pelo interno); relato de caso; autoscopia e análise de incidentes críticos.

O primeiro cenário, de observação em tempo real, é mais indicado no início do percurso formativo e visa diagnosticar pré-adquiridos, colmatar necessidades formativas e, em tempo útil, antes de o utente sair, corrigir deficiências da atuação do formando. O segundo cenário é aplicado à medida que o estagiário vai adquirindo autonomia.

Os métodos de observação da consulta podem ainda sistematizar-se como sendo diretos ou indiretos. Designa-se como de observação direta a consulta ombro a ombro, a autoscopia e a consulta simulada, que permitem não deixar escapar detalhes da atuação do observado, com vantagens para a aprendizagem. Os restantes métodos são descritos como sendo de observação indireta.

Caraterização dos métodos de observação da consulta

A **consulta ombro a ombro** é, como anteriormente referido, indicada em casos de novos formandos. É uma consulta compartilhada por OF e interno e recomenda-se que evolua da situação em que o estagiário observa e o profissional trabalha, para a inversa, na qual o formador observa e o estagiário realiza a consulta ou outra atividade ou tarefa clínica. Esta última situação é menos comum porque o profissional formador, perante insuficiências manifestadas pelo estagiário, é impelido a intervir, é interpelado pelo formando com dúvidas ou porque o utente se dirige diretamente ao médico assistente. Mesmo não mantendo em rigor a postura de observador, o envolvimento do formador não é necessariamente desvantajoso, podendo apontar pormenores da anamnese e demonstrar aspectos do exame objetivo que o formando, sozinho, não conseguiria fazer emergir. Para que estas situações de envolvimento não ocorram, o formador pode evitar o envolvimento fugindo ao contacto visual com o utente e posicionando as cadeiras de modo a colocar-se fora do seu campo visual.

Formador e formando fazem parte da consulta ombro a ombro, mesmo que um pareça passivo. Dados os objetivos educacionais alcançados, consideram-se aceitáveis os custos/alterações do conteúdo e ou da dinâmica da consulta como: a perda de eficiência no uso do tempo (o formando «empata» a consulta); a menor privacidade do utente e o tornar-se, de certo modo, em objeto de treino, frequentemente com repetição de gestos. Quando a condução da consulta é do estagiário, não é possível dar um *feedback* completo imediato do seu desempenho sem alterar o padrão da consulta, na medida em que existe um efeito perturbador que resulta da consciencialização de que existe outra pessoa a pensar sobre a consulta à medida que ela acontece, para além de o OF acabar por se envolver. Em acréscimo, essa situação gera também perturbação à pessoa que está a ser consultada.

Na discussão de casos (ver texto 18), o formando interno/aluno realiza a consulta num gabinete próprio e recorre posteriormente ao OF resumindo a história clínica, colocando hipóteses de diagnóstico e sugerindo o plano. O OF clarifica as questões, confirma os dados do exame objetivo e valida o plano sugerido pelo interno/aluno. Este método usa-se nos casos de formandos inexperientes, quando são necessárias sugestões rápidas no final de uma consulta e para recuperar atrasos originados pela consulta ombro a ombro. A autonomia inerente ao método é apreciada por formandos inexperientes e leva à confrontação com as próprias limitações, o que motiva para aprender.

A **revisão de casos** incide sobre consultas realizadas autonomamente pelo formando, que as descreve para posterior análise. A base para esta revisão pode corresponder a casos em que o formando teve dificuldades, a uma seleção aleatória de consultas ou à análise retrospetiva de consultas selecionadas de acordo com um tópico que se pretende tratar. Este método é indicado para internos experientes e quando o fluxo de utentes não permite discussão entre casos.

A **análise de registos clínicos** (ver texto 17) usa-se com formandos experientes e permite ensinar/avaliar a recolha da história clínica, o raciocínio clínico, a tomada de decisão, os próprios registos e os conhecimentos teóricos, devendo ser predefinido qual, ou quais, destes parâmetros serão analisados. Pode ser realizada diretamente a partir dos registos ou estes servirem de base ao relato oral feito pelo formando.

Na **observação binária da consulta**, o formador, enquanto médico assistente, atende um utente que foi consultado anteriormente pelo formando. No decorrer desta consulta, o OF avalia a consulta precedente do formando baseado em duas componentes: registo clínico da consulta anterior e dados da consulta presente (resultados obtidos com a intervenção do formando e/ou *feedback* informal do utente sobre a consulta anterior).

O **relato de caso** consiste na apresentação de um caso em reunião clínica quando: a reunião acontece para treino da comunicação de trabalhos científicos; estão identificadas lacunas de conhecimentos em determinada área clínica; é definido como tarefa curricular; o caso tem especificidades que merecem a partilha *inter pares* ou exemplifica um processo comum a várias situações.

A **análise de consulta videogravada/autoscopia** consiste na avaliação auto e hétero de consultas gravadas realizada pelo formando, em sessões de análise *a posteriori*, individuais com o formador ou em grupo.

Este assunto é abordado com mais detalhe no texto 13 do Capítulo III deste manual.

Na **consulta com doente simulado**, um formando faz de médico e um colega/formador/ator faz de utente. O seu conteúdo deve basear-se em casos clínicos e ser direcionada para o treino/avaliação de objetivos educacionais selecionados. A simulação permite o treino de recolha da anamnese; raciocínio clínico; variações na apresentação de determinado quadro clínico; situações clínicas importantes, mas raras; gestos técnicos; relação médico-utente; gestão de conflitos e outros. Aconselha-se este método na formação em sala e na avaliação sumativa (ver texto 27).

A **análise de incidentes críticos** (ver texto 15) é também um método de observação da consulta a considerar. Os incidentes críticos correspondem a vivências profissionais problemáticas e revisitá-los, com metodologia própria, ajuda à autoformação, à gestão da ansiedade, à definição de estratégias de mitigação das consequências e à prevenção de episódios futuros idênticos.

No Quadro I indicam-se pontos fortes e fracos de cada método de observação da consulta e, no Quadro II, as suas vantagens, limitações e custos.

Quadro I — Pontos fortes e fracos dos métodos de observação da consulta

		CARACTERÍSTICAS				
		Relação médico/ utente	**Raciocínio clínico**	**Tomada de decisão**	**Aptidões gestuais**	**Registo clínico**
MÉTODOS	Consulta ombro a ombro	+++	+++	+++	+++	+++
	Discussão de casos	---	+++	+++	---	---
	Revisão de casos	---	+++	+++	---	---
	Análise de registos clínicos	---	+++	+++	---	+++
	Observação binária	+++	+++	+++	---	++
	Relato de caso	---	+++	+++	---	---
	Autoscopia	+++	+++	+++	+++	+/-
	Simulação	++	+++	+++	++	++
	Incidentes críticos (depende da sua natureza e forma de identificação)	+/-	+/-	++	+/-	+/-

Quadro II — Métodos de observação da consulta: vantagens, limitações e custos

MÉTODO	VANTAGENS	LIMITAÇÕES	CUSTOS
Consulta ombro a ombro	— Monitorização «apertada» do interno/aluno — Supervisão de técnica de entrevista e aptidões gestuais — Prevenção de insuficiências/erros na prestação de cuidados — Integração temporal das atividades clínica e pedagógica — Assunção do OF como modelo a copiar	— Difícil avaliação da eficácia do aluno/interno, pela intrusão do OF — Efeito perturbador da presença do OF no interno/aluno — Restrição da autonomia de internos experientes — Cópia de mau modelo, no caso de insuficiências do OF	— Possível alteração do conteúdo das consultas — Alteração do fluxo de utentes — Menor privacidade do utente — O utente é objeto de treino — Gestão de conflito de conhecimentos OF/interno
Discussão de casos	— Promoção da autonomia do aluno/interno — Autodiagnóstico de necessidades formativas — O OF pode fazer outras consultas simultaneamente	— Dependência do relato do interno/aluno — Avaliação limitada ao domínio cognitivo — Restrição da autonomia de internos experientes	— Eventual contrariedade do utente, por preferência pelo seu médico
Revisão de casos	— Promoção da autonomia do interno — Supervisão à distância — Mais tempo para reflexão, em momento conveniente — Sem interferência na consulta	— Dependência do relato do interno — Não avalia a técnica de entrevista nem aptidões gestuais — Menos imediato	— Requer tempo extra consulta
Análise de registos clínicos	— Independente do relato oral do interno — Sem interferência na consulta — Permite avaliar raciocínio, decisão e registo clínicos e conhecimentos	— Dependência do registo escrito — Limitação ao domínio cognitivo — Análise diferida	— Consumo de tempo

Observação binária	— Independente do relato do interno — Sem interferência na consulta — Não requer tempo extra — Avalia registo clínico, tomada de decisão, obtenção de compromisso terapêutico e satisfação do utente	— Não permite a avaliação global de aptidões	— Eventual comprometimento da relação interno/utente, no caso de *feedback* negativo
Relato de caso	— Seleção consciente de tópicos — Treino da comunicação de trabalhos científicos — Discussão em grupo alargado — Valorização curricular — Integração no corpo clínico e científico	— Circunscrito ao domínio cognitivo e às aptidões de comunicação de trabalhos científicos (excetuam-se casos de uso de vídeos em que se visionem aptidões de outra natureza)	— Consumo de tempo — Ansiogénico para o aluno/interno inexperiente
Autoscopia	— Sem necessidade de relato da história clínica — Avaliação de linguagens verbal e não-verbal, comunicação e fases sequenciais da consulta — Auto-observação do interno — Possibilidade de discussão em grupo alargado — Possibilidade de visualização repetida — Possibilidade de avaliar a evolução através de autoscopias sequenciais	— Implica equipamento próprio — Implica consentimento do utente — A câmara poderá condicionar comportamentos de interno e utente	— Equipamento específico — Preparação do registo vídeo — Obtenção do consentimento do utente — Tempo para a sessão de autoscopia — Ansiogénico para o interno
Simulação	— Direcionada para objetivos selecionados — Segurança dos utentes e ambiente controlado — Reflexão em grupo — Possibilidade de repetição, incorporando elementos do *feedback* recebido — Possibilidade de prática com dificuldade progressiva — Sem necessidade de consentimento de utentes	— Exige dos OF aptidões de facilitadores de simulação — Situação teatralizada — Não se pode rever	— Requer trabalho prévio de preparação — Obriga a tempo próprio para a sua realização — Ansiogénico para internos/alunos

Análise de incidentes críticos	— Aprendizagem com o erro ou quase erro — Definição de estratégias de mitigação das consequências do incidente — Gestão da ansiedade (estruturação do *coping*)	— Aprendizagem limitada a acontecimentos críticos — Exposição pessoal	— Tempo próprio para análise do incidente

Mensagens a reter

— Os métodos de observação de consulta ombro a ombro e de discussão de casos aplicados no decorrer da consulta são preferencialmente utilizados com estagiários inexperientes.

— Os métodos de observação aplicados em momentos diferentes do da consulta são mais adequados a estagiários mais experientes.

— Os métodos de observação direta permitem não deixar escapar detalhes da atuação do observado, com vantagens para a aprendizagem. Os métodos de observação indireta são mais restritos no que observam/avaliam.

BIBLIOGRAFIA

[1] Cruess, R. L., Cruess, S. R., e Steinert, Y. (2016). Amending Miller's Pyramid to Include Professional Identity Formation. *Academic medicine : journal of the Association of American Medical Colleges, 91*(2), 180–185. https://doi.org/10.1097/ACM.0000000000000913.

[2] Oliveira, O. C. (2018). *A gamificação como estratégia para o ensino e a aprendizagem de Anatomia e Fisiologia Humana* [tese de mestrado, Universidade Estadual do Paraná, Paranavaí]. Disponível em: http://www.unespar.edu.br:8081/PPIFOR/menu-principal/dissertacoes/turma-4/a-gamificacao-como-estrategia-para-o-ensino-e-aprendizagem-de-anatomia-e-fisiologia-humana-.

23. APRENDER COM PESSOAS REAIS NA CONSULTA E NOUTRAS ATIVIDADES CLÍNICAS

Victor Ramos, Rita Lourenço da Rosa e Sara Gomes da Silva

Resumo

A aprendizagem e treino de competências clínicas com pessoas reais tem incontáveis vantagens, mas requer cuidados técnicos e éticos muito específicos. A atividade clínica interpessoal é o alicerce da atuação dos médicos. Ela permite adquirir competências complexas de comunicação, treinar a condução de consultas com eventos imprevisíveis, executar um exame objetivo real, viver os desafios e as dificuldades da decisão partilhada e contribuir para a capacitação e autonomia dos doentes. É também um contexto propício para aperfeiçoar a capacidade de «aprender a aprender» e de ver os doentes como os nossos melhores «professores».

Neste capítulo apresentam-se, e reflete-se, sobre vantagens, requisitos, cuidados a ter e métodos de treino clínico, em consultas ou noutras atividades com pessoas reais. Tem como propósito apoiar orientadores e tutores clínicos a planear e organizar melhor a sua própria atividade e criar ambientes de confiança, respeito mútuo e segurança para uma boa aprendizagem clínica de internos ou de estudantes de medicina. Prevalecerão sempre o interesse, as expectativas e as preferências dos doentes.

Perguntas-guia

1.ª — Quais as principais competências clínicas que a consulta e outras atividades clínicas com pessoas reais permitem adquirir, de modo integrado?

2.ª — Quais os cuidados a ter e os requisitos a observar ao envolver doentes reais no processo de aprendizagem de estudantes e internos de medicina?

3.ª — Como aproveitar ao máximo as oportunidades de aprendizagem com trabalho clínico real?

4.ª — Como orientar o formando a estabelecer uma relação com o doente que proporcione o seu próprio crescimento profissional e pessoal?

5.ª — Como avaliar a proficiência clínica na execução de consultas e a evolução da aprendizagem?

A aprendizagem clínica com pessoas reais é um elemento-chave da educação médica. É o método mais antigo de se ensinar e aprender medicina, sendo essencial neste processo o grau de participação e de responsabilidade atribuída ao formando, seja aluno, seja interno. Numa ocasião será observador passivo, noutras, um agente ativo. A primeira decisão a tomar ao utilizar este método de aprendizagem é sobre que graus de participação, de autonomia e de responsabilidade o aluno ou interno pode assumir. É desta decisão que decorre a escolha das situações e das tarefas a atribuir ao formando e, em consequência, o que cabe ao orientador fazer ou assegurar, para que seja possível alcançar os objetivos de aprendizagem previamente definidos.

O treino clínico com pessoas reais permite integrar o intrincado universo das competências indispensáveis à prática da medicina centrada na pessoa. Requer atenção e preparação cuidadosas, tanto teórica como reflexiva, para explorar e aproveitar todas as dimensões e aspectos em presença.

Vantagens do treino em contexto clínico real

A interação clínica real, em consultas ou noutras atividades clínicas, é o principal contexto de atuação da esmagadora maioria das especialidades médicas. Nela se podem treinar competências complexas de comunicação e a condução de consultas com eventos imprevisíveis, executar um exame objetivo real, viver os desafios e as dificuldades da decisão partilhada e contribuir para a capacitação e autonomia dos doentes. É também um contexto propício para aperfeiçoar a capacidade de «aprender a aprender» e de ver os doentes como fontes de ensinamentos e aprendizagens insubstituíveis.

De entre as vantagens e oportunidades de aprendizagem em contexto clínico real, destacam-se:

a) As vivências reais de intersubjetividade — com atenção genuína e diferenciada aos sujeitos em presença. Os exercícios intersubjetivos que caracterizam a prática comunicativa, fundamentação racional da ação, são espaços de descoberta, de formação e de atualização das identidades do doente, do médico e da sua humanidade.

b) Enfoque na pessoa, no seu ser e no seu contexto — com uma postura aberta às questões médicas, éticas e técnicas dos pedidos, queixas e sintomas da pessoa, mas também à complexidade de cada ser individual, numa abordagem simultaneamente analítica e integradora. Para McWhinney, «Estar centrado no paciente significa estar aberto aos seus sentimentos, significa chegar a estar envolvido com o paciente»[1].

c) Treino da comunicação interpessoal — com integração de várias aptidões, como: aplicar diferentes estilos de comunicação; empregar princípios de mediação e resolução de conflitos e apreciar impactos junto de doentes, familiares, colegas, grupos de trabalho, e em si próprio.

d) Compreensão das vertentes da relação médico-doente — base para a relação terapêutica e aplicação de saberes e de competências relacionais. Requer partilha entre ambos os intervenientes, que, ao longo da consulta, se comportam alternadamente como interlocutor e recetor, com atenção e escuta ativa de ambas as partes. Segundo Carl Rogers, o Modelo de Comunicação Terapêutica consiste em usar as perícias de comunicação com o objetivo de ajudar a pessoa, procurando agir com empatia, consideração positiva e congruência.[2]

A postura na relação com o doente real pode variar entre assumir um papel mais autoritário e paternalista ou uma atitude de tecnocracia fria, desligada e distante. Nesse leque cabem as abordagens associadas ao modelo biomédico e ao método clínico centrado no paciente. Sem seguir estereótipos, importa treinar capacidades de adaptação e de escolha das interações mais adequadas a cada doente, em cada situação, seguindo os princípios da «Medicina centrada na pessoa». A continuidade de cuidados permite, ao longo do tempo e em cada momento, adotar diferentes estilos de interação de acordo com o estado de saúde, situação psicossocial e emocional do doente. Um doente muito dependente do médico pode beneficiar de uma relação de mutualismo, em que o controlo é partilhado, capacitando-o a tomar decisões sobre a sua saúde; por outro lado, com um doente que tenha uma postura consumista, como numa «ida ao supermercado», pode adotar-se uma postura mais interrogativa, ainda que controlada, de forma a evitar confrontos.

e) Convergência do conhecimento clínico «impessoal» com a singularidade da pessoa — ainda que o formando possa ter sido ensinado a distanciar-se emocionalmente dos doentes e das suas queixas, nas especialidades mais próximas dos doentes e famílias é praticamente inevitável algum envolvimento, embora deva haver consciência disso e ser ativada uma modulação adequada. Este envolvimento emocional pode revelar-se crucial para uma boa relação terapêutica, como destaca Rui Mota Cardoso quando «o comprometimento afetivo dá sentido à relação»[3]. A relação terapêutica efetiva exige duas características: a continuidade e a constância. O método clínico centrado no doente tem como objetivo ajustar o conhecimento científico geral às características singulares e únicas de cada pessoa. Implica saber lidar com a complexidade individual, sem excluir as lógicas lineares de explicação de alguns fenómenos, remetendo-nos para o aforismo de Francis Peabody* de que o tratamento da doença pode ser totalmente impessoal, enquanto o tratamento da pessoa deve ser totalmente pessoal.
f) Compreender o quadro de valores e de crenças de cada pessoa — e, atento a eles, modular o papel profissional e o desempenho clínico. A consulta médica é um espaço físico e relacional em que o doente deve poder partilhar as preocupações e angústias sem qualquer receio de julgamentos ou censuras.
g) Desenvolver competências sensíveis de exploração clínica — treinar a perspicácia e a argúcia, tanto na anamnese como no exame objetivo, quer em quadros alinhados com o conhecimento médico sistematizado e padronizado, quer, por vezes, em quadros apresentados de modo impreciso, pouco estruturado.
h) Decisão partilhada — o treino com pessoas reais é o cenário ideal para treinar a decisão partilhada. Quer em relação aos passos e meios para a marcha diagnóstica, quer relativamente ao tratamento e ao plano de cuidados — com destaque para o conceito e método do Plano Individual de Cuidados. Para praticar a tomada de decisão compartilhada, tanto o doente como o médico necessitam de informações precisas sobre a situação clínica e o valor das opções de diagnóstico e os

* Francis Peabody (1881–1922) Foi um médico americano humanista que exerceu medicina na China, Roménia e Russia. Fez parte da Cruz vermelha na Primeira Guerra Mundial. Tornou-se conhecidos pelo seu ensaio «The care of the patient».

tratamentos disponíveis. É necessário, neste processo, que o médico tenha habilidades para avaliar e aplicar as evidências à situação do doente e entender as suas razões para proceder de diferentes formas, otimizando assim o seu envolvimento nas decisões.

i) Contribuir para a autonomia e capacitação do doente — processo de elevada complexidade que requer autoconhecimento e autoaperfeiçoamento pessoais ao longo de toda a vida profissional. A ajuda à capacitação de um doente implica compreendê-lo e saber explicar-lhe: a sua situação de saúde; como monitorizar o(s) seu(s) fatores de risco e doença(s); acordar objetivos a atingir e como executar adequadamente a terapêutica e plano de cuidados.

j) Solicitar e acolher *feedback* do doente — os formandos podem sentir-se pouco à vontade para solicitar ao doente um *feedback* sobre uma consulta. Porém, devem ser encorajados a fazê-lo porque essa é uma valiosa oportunidade de aprendizagem. Por exemplo, perguntar sobre dúvidas que possam ter ficado, se as explicações dadas foram suficientemente claras e compreensíveis e, caso seja oportuno, como avalia a consulta face às preocupações e expectativas que trazia.

Requisitos, cuidados a ter e atitudes indispensáveis por parte do orientador

Como refere Carl Rogers[4], a relação de ajuda requer uma relação empática, real e sem julgamentos, pois isso «permitirá que a outra pessoa chegue ao ponto em que reconhece que o locus de avaliação, o centro da responsabilidade, está dentro de si mesma» (ver Figura 1).

Figura 1 — A interação clínica enquanto espaço e processo de encontro interpessoal numa relação profissional de ajuda

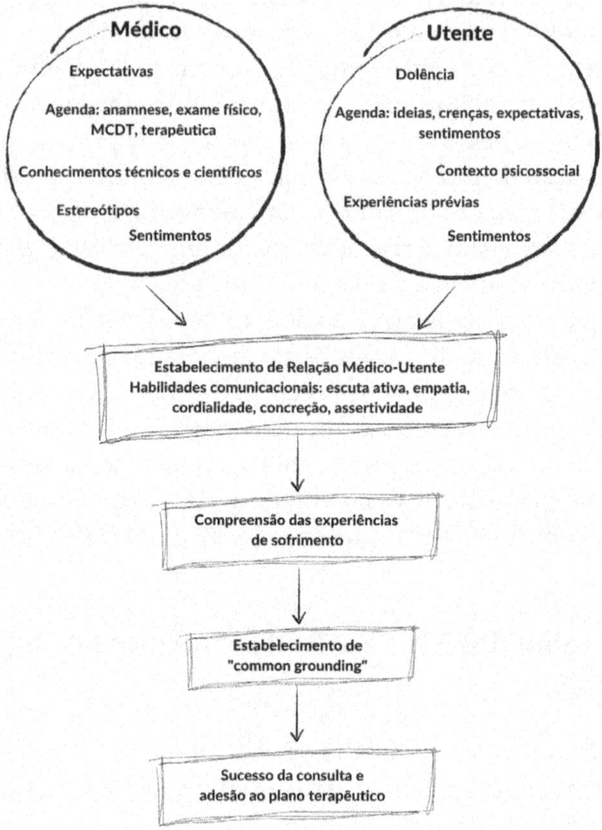

A escuta terapêutica leva a aceitar os doentes como «um processo fluido, não uma entidade estática». Carl Rogers refere ainda que, nos seus primeiros anos profissionais, fazia uma pergunta: «Como posso tratar, curar ou mudar esta pessoa? Agora, eu colocaria a questão da seguinte maneira: como posso estabelecer uma relação que ela possa usar para o seu próprio crescimento pessoal?»[(2)]. Essa deve ser uma pergunta a ter sempre em conta.

Por sua vez, o orientador ou tutor de formação deve manter uma atenção permanente e uma atitude exigente e criteriosa ao escolher situações e doentes que aceitem participar e ajudar, de modo informado, na formação de estudantes de medicina ou de médicos internos. Assume, assim, as responsabilidades de planear e organizar melhor a sua própria atividade e de proporcionar ambientes de confiança, de respeito mútuo e de segurança para uma boa aprendizagem clínica por parte dos formandos. Prevalecem sempre o interesse, as expectativas e as preferências dos doentes.

O orientador de formação é, por definição, «aquele que orienta e guia». Cabe-lhe, no cenário de atividades clínicas reais, incentivar o máximo aproveitamento das oportunidades de aprendizagem presentes, estimulando o seu treino sistemático. Terá em atenção a importância dos aspectos atrás referidos como essenciais para uma relação frutífera de aprendizagem e de desenvolvimento profissional, tanto do formando como de si próprio.

O método clínico centrado na pessoa como enquadramento da prática com pessoas reais

O treino em cenário real de consulta ou de outras atividades clínicas pode beneficiar da integração dos componentes do método clínico centrado na pessoa com abordagens estruturadas, por exemplo, «A consulta em 7 passos»[5], ou outras, como sugerido no Quadro

Quadro I — Componentes do método clínico centrado no doente e passos da consulta

Componentes do método clínico centrado no doente	Passos da consulta
1. Exploração da doença e da dolência	Passo 1 — Preparação
(6) Compreensão da pessoa no todo e no seu contexto	Passo 1 — Preparação Passo 2 — Os primeiros minutos Passo 3 — Exploração, análise e contextualização
(7) Estabelecer terreno comum ou *grounding*	Passo 4 — Interpretação, avaliação diagnóstica, explicação e aspectos de prognóstico
4. Incorporar a promoção da saúde e prevenção da doença	Passo 5 — Plano de cuidados, incluindo eventuais oportunidades preventivas
5. Construir a relação médico-doente	Todos os passos
(8) Ser realista	Passo 5 — Plano de cuidados Passo 6 — Encerramento Passo 7 — Reflexão e notas finais

Treino avaliativo e reflexivo

Num período formal de aprendizagem, o orientador deve incentivar o formando a refletir sobre o seu trabalho e a desenvolver capacidades de autoperceção e de autoavaliação. Para além disso, é importante que haja heteroavaliação, não só *inter pares*, mas também, se possível, dos próprios doentes que consulta. Exemplificam-se alguns métodos de auto e de heteroavaliação:

- Questionários de avaliação qualitativa — pelo próprio, pelo orientador, por pares e pelos doentes;
- Participação em grupos Balint[**];
- Participação em comunidades formativas de internos e orientadores;
- Gravação autorizada de consultas com posterior análise e discussão crítica;
- Reuniões clínicas estruturadas, entre outras.

Mensagens a reter

— O treino prático clínico com pessoas reais permite interiorizar e integrar competências de complexidades variáveis, indispensáveis para a prática qualificada das especialidades clínicas.

— A interação profissional nas consultas e noutras atividades clínicas requer capacidades de integração no «aqui e agora» de competências como: comunicação numa relação de ajuda; entrevista; compreensão de valores e crenças; exploração clínica; decisão partilhada; ajuda à autonomia e capacitação do doente; entre outras.

— Cabe aos orientadores e tutores clínicos promover ambientes de confiança, de respeito mútuo e de segurança para uma boa aprendizagem clínica dos formandos.

— Prevalecerão sempre o interesse, as expectativas e as preferências dos doentes.

— A competência para «aprender a aprender» com pessoas e situações clínicas reais é, talvez, a mais fulcral de todas.

[**] Michael Balint foi um psicanalista húngaro cuja obra mais importante, *O Médico, o seu Paciente e a Doença*, inspirou a criação de grupos de discussão e auto aprendizagem sobre a relação médico-doente e acerca das experiências na própria clínica dos próprios membros do grupo.

— São responsabilidades major do orientador propor contextos, situações, atividades e tarefas e apoiar o formando a conhecer e a aplicar métodos estruturados que facilitem e potenciem os resultados das experiências formativas em contexto real, de exercício profissional.

— Os hábitos de questionar e de refletir sobre o que se faz são essenciais para colher de cada atividade clínica real o máximo de aprendizagens possíveis.

AGRADECIMENTOS

Os autores agradecem à Dr.ª Filipa Manuel a leitura crítica e as sugestões para melhorar este texto.

BIBLIOGRAFIA

1 Stewart, M., Brown, J. B., Weston, W., McWhinney, I. R., McWilliam, C. L., e Freeman, T. (2013). *Patient-Centered Medicine: Transforming the Clinical Method* (3.ª edição). CRC Press. https://doi.org/10.1201/b20740.

2 Rogers C. (2009) *Tornar-se Pessoa* (Edição Portuguesa). Padrões Culturais Editora. (Original publicado em 1961).

3 Mota Cardoso, R. (Coord.). (2012). *Competências Clínicas de Comunicação.* Faculdade de Medicina da Universidade do Porto.

4 Rogers C. (2009) *Tornar-se Pessoa* (Edição Portuguesa). Padrões Culturais Editora. (Original publicado em 1961).

5 Ramos, V. (2009). A consulta em 7 passos. Execução e análise crítica de consultas em Medicina Geral e Familiar. *Revista Portuguesa De Medicina Geral E Familiar,* 25(2), 208–20. https://doi.org/10.32385/rpmgf.v25i2.10609.

24. AS EQUIPAS INTEGRADAS DE ORIENTADORES (EIO): APRENDER EM GRUPO ALARGADO

Inês Maio e Susana Medeiros

Resumo

As Equipas Integradas de Orientadores (EIO) são um recurso formativo para o orientador. Neste texto contextualiza-se o aparecimento das EIO em Portugal, reflete-se sobre as suas vantagens e propõem-se modelos e estratégias para a sua criação e funcionamento eficaz.

Perguntas-guia

1.ª — Qual o contexto histórico das EIO?
2.ª — O que se pode fazer nas EIO?
3.ª — Como organizar e dinamizar uma EIO?

As Equipas Integradas de Orientadores (EIO) foram criadas em 2002, na zona Sul do país, no internato de Medicina Geral e Familiar (MGF) e resultaram de vários fatores, entre os quais o crescimento da comunidade de internos e orientadores, a necessidade de partilha de técnicas de ensino e aprendizagem e a evolução da relação dos orientadores e internos com a Coordenação do Internato de MGF.

O objetivo era definir o percurso formativo de cada orientador e da EIO, considerando a relação entre as competências necessárias, perfil de competências e necessidades concretas da prática do exercício clínico orientado e as já adquiridas.

A EIO constitui-se, assim, como um recurso formativo para o orientador e uma forma de partilha, entre estes, das competências adquiridas por cada um através da experiência, bem como da participação em ações de formação.

O *Memorando sobre a formação em MGF e respetivo enquadramento* 2007[1], da Coordenação do Internato Médico de Medicina Geral e Familiar da Zona Sul, refere que: «aos orientadores de formação cabe a concretização do Programa do Internato, num processo de orientação direto, ombro a ombro, constituindo a Equipa Integrada de Orientadores a estrutura de apoio e desenvolvimento que permite ultrapassar os constrangimentos do isolamento de exercício».

Um espaço para expressar e partilhar

A EIO foi idealizada como um grupo de partilha de conhecimentos e promotor de reflexão sobre estratégias úteis à orientação curricular do interno. Pretende ser um espaço para que os orientadores possam expressar as suas dificuldades no processo formativo.

A intenção da EIO é promover o debate sobre questões formativas e de ensino através da participação ativa dos seus elementos e, como tal, constituir um momento privilegiado para a definição de estratégias de acompanhamento dos internos e para a resolução de problemas que vão surgindo no decurso do internato.

Como recurso formativo dos orientadores, as EIO têm a vantagem de possuir um carácter contínuo e regular, em que o conhecimento mútuo promove o ambiente seguro de partilha das dificuldades e incertezas, assim como das possíveis estratégias de resolução.

O contributo das EIO é de particular importância por resultar da discussão e reflexão em grupo e, ainda, por facilitar o envolvimento dos orientadores na definição e na elaboração de ferramentas de ensino. As EIO representam uma mais-valia para todos os membros que nela participam, em que cada um comunga daquilo que de melhor existe na prática dos outros.

Existem outras comunidades formativas, nomeadamente as Equipas Integradas de Orientadores e Internos, com os mesmos objetivos das EIO, mas numa perspetiva alargada de discussão entre internos e orientadores.

A importância das EIO é também suportada pela sua inclusão nos Requisitos para obtenção de Idoneidade Formativa do Colégio de Medicina Geral e Familiar na Secção 3 — Indicador 1[2], em que se explicita que todos os internos e orientadores devem integrar uma Comunidade de Prática Formativa de internos e orientadores, e que estes grupos têm por missão refletir sobre a formação, partilhar recursos e a resolução de problemas, e aferir métodos e resultados de avaliação.

Apesar das premissas anteriores que suportam a importância das EIO, existem muitas vezes enraizadas, por memórias de vivências pessoais, ideias menos positivas de cenários de aprendizagem em grandes grupos. Associada a esta ideia está a imagem de sessões expositivas, longas, unilaterais e cuja eficácia é questionável. Ainda assim, as experiências menos favoráveis podem tornar os elementos das EIO mais criativos e, enquanto formadores, recriar cenários de aprendizagem que evitem repetir aquilo que não foram experiências positivas.

A associação dos conceitos da andragogia ao ensino pós-graduado promove a utilização do conhecimento já existente em cada um dos indivíduos. A partilha deste conhecimento abre a possibilidade de uma construção conjunta sobre o mesmo, potenciando-o e tornando-o mais relevante e robusto.

Multiplicidade de formatos

A criação de uma EIO pressupõe a definição de um espaço — um cenário de aprendizagem em grande grupo. O mesmo terá de funcionar com regras explícitas, objetivos definidos e garantia de um ambiente seguro que possibilite a exposição de ideias, pensamentos, opiniões e experiências/vivências. A participação ativa de cada indivíduo pode estar intrinsecamente associada às premissas anteriores, e só com a participação ativa dos vários elementos que constituem o grupo se poderá potenciar a ampliação do conhecimento, bem como promover, entre os participantes, o aprofundamento de ideias já existentes e ajudar ao desenvolvimento de um pensamento mais complexo. As EIO podem ser um espaço de excelência para a concretização desse cenário.

Ao longo da sua existência, e embora a sua evolução ocorra em diferentes formas, de acordo com os locais e as dinâmicas do próprio grupo, a experiência que as EIO têm trazido aos seus participantes é demonstrativa da viabilidade do trabalho em grande grupo neste contexto. Existem neste momento EIO na Administração Regional de Saúde de Lisboa que funcionam só com orientadores, e outras que funcionam com orientadores e internos[3 4]. A dinamização e temáticas das sessões variam consoante a tipologia dos grupos. Algumas dedicam-se quase exclusivamente à discussão e partilha de questões relacionadas com o internato médico (legislativas e organizativas, associadas aos percursos dos internos), enquanto outras se baseiam na discussão de casos clínicos e/ou atualização científica com discussão de artigos médicos.

Há ainda outras que se dedicam ao complemento da formação médica, trabalhando lacunas formativas identificadas pelos seus participantes. O regime de funcionamento e conteúdo das EIO é assim adaptável.

Como organizar uma EIO?

Ao procurar iniciar um campo de treino como uma EIO será importante ter em mente algumas premissas:

- quem são os elementos que a vão constituir?
- quais as necessidades identificadas pelo grupo?
- como se organizará o grupo?

A definição destes três tópicos é a base para o início da formação deste grupo. É importante definir se se pretende que apenas orientadores sejam incluídos no grupo ou se este integra orientadores e internos. Mesmo num grupo constituído por orientadores e internos pode ser acordado que algumas sessões sejam só para os orientadores.

A identificação dos elementos deverá estar em consonância com as necessidades identificadas pelo grupo. Tal como referido anteriormente, se algumas necessidades apenas disserem respeito a lacunas sentidas pelos orientadores, devem-se então proporcionar sessões só para os mesmos. A definição do campo de aprendizagem está intrinsecamente relacionada com os objetivos de aprendizagem do grupo. O que se vai fazer/aprender neste espaço? Com base na definição da especialidade que, no caso da Medicina Geral e Familiar, possibilitou a construção da agenda educativa do EURACT, em 2005, estão criadas as estruturas base para uma clarificação do currículo de MGF atendendo às suas competências. Com este conhecimento e atendendo aos grandes objetivos da aprendizagem (conhecimento, aptidões e atitudes), é imperativo envolver os participantes nesta decisão.

A aprendizagem do adulto será tanto melhor se for baseada nas necessidades, nos problemas, na experiência do indivíduo e se for autodirigida.[5] Este levantamento poderá ser feito de forma formal ou informal, e deverá ser o ponto de partida para a construção de um plano de formação. Para se estabelecer esse plano tem de existir uma clara organização do grupo, com um compromisso criado entre os seus elementos para que a participação e assiduidade sejam cumpridas por todos. A simples definição do local, horário e calendário podem ser essenciais para que nenhum desses pontos seja obstáculo à participação regular do grupo. A própria identificação do facilitador deve ser concretizada pelo grupo e, como o próprio nome indica, será quem vai «facilitar» o seu funcionamento, sendo o seu «fio condutor», não impondo, mas permitindo que o grupo construa sobre si próprio.

Na construção do plano de formação é fundamental a distribuição dos temas propostos pelo grupo ao longo do calendário definido de sessões. Esta definição do calendário poderá ter a duração que o grupo considerar adequada, ou seja, pode ser anual, semestral, trimestral, ajustando-se o plano de formação ao mesmo e definindo assim os ciclos de funcionamento. Por cada tema encontrado, e que corresponde a uma necessidade do grupo, deve haver alguém para o dinamizar, quer para a apresentação de trabalhos (quem modera a sessão?), quer no convite a um formador externo que o grupo identifique como uma mais-valia (quem convida?).

É fundamental que, ao preparar a dinamização de um grande grupo como o da EIO, se considere que vão estar em conjunto, numa mesma sessão, indivíduos com diferentes estilos de aprendizagem. Para que se mantenha a participação ativa de todos é importante ter em consideração os diferentes métodos de ensino e integrá-los, atendendo ao contexto (grande grupo) e ao conteúdo (conhecimento, aptidão ou atitude). Assim, e se o formato expositivo é ainda um modo muito frequente de ensino, deve-se tentar fragmentá-lo e associá-lo a outros métodos. A utilização de *brainstorm, buzz group*, jogos, exercícios, *role-play*, entre outros métodos, permite que os indivíduos se envolvam diretamente na sessão, acrescentando valor à mesma, e fornece frequentemente informação preciosa ao formador sobre o conhecimento e experiência prévia do grupo face ao tema. Ainda, e sempre que se justifique, devem ser fornecidos, previamente à sessão, materiais que possam ser úteis para a mesma. Numa reunião de EIO em que se faça uma discussão com base num caso clínico ou num artigo científico será útil os participantes poderem, antecipadamente, conhecer o caso clínico ou o artigo científico de forma a estarem mais aptos a contribuir para a sessão.

Há ainda um trabalho de legado que deve ser incentivado. Em muitas sessões, a reflexão gera ideias que motivam investigação, estudo e produção de novos conteúdos. Sempre que se justifique, é fundamental incentivar a divulgação do trabalho que sai dessas sessões e que motiva uma ampliação do conhecimento dos participantes. Esses conteúdos podem ser uma mais-valia, quer para a evolução futura do próprio grupo, quer para a partilha com outros grupos ou indivíduos.

Mas um processo nunca é completamente concluído sem uma avaliação. A avaliação das sessões quanto ao interesse, pertinência, prestação do formador, entre outros parâmetros, permite um constante conhecimento e ajuste contínuo da EIO. Dá também espaço à criação de uma base de dados com informação sobre cada sessão e, consequentemente, de um histórico que pode ser revisitado ao longo do tempo, melhorando o presente.

Mensagens a reter

— As EIO têm uma base histórica e estabelecem um espaço de partilha de questões e experiências na área do ensino pós-graduado, permitindo estreitar laços com o programa formativo e curricular dos internos.

— A definição dos participantes pode variar de acordo com realidades e necessidades locais. A definição de conteúdos deve ser concordante com as necessidades dos seus elementos.

— A programação e organização das EIO deve ser priorizada em cada ciclo do seu funcionamento.

— O bom funcionamento das EIO assenta nas regras de dinamização de grandes grupos, sendo que terá de estar garantido o conhecimento das mesmas a todos os elementos que a constituem.

BIBLIOGRAFIA

[1] Coordenação do Internato Médico de Medicina Geral e Familiar. (2007). *Memorando sobre a formação em MGF e respetivo enquadramento.* CIMGF.

[2] Colégio de Medicina Geral e Familiar. (2019). *Requisitos para obtenção de idoneidade formativa.* Ordem dos Médicos. https://ordemdosmedicos.pt/wp-content/uploads/2019/05/CIF-MGF-2019.08.01.pdf.

[3] Sá, V., Coutinho, M., Póvoa, A., Medeiros, R., Santos, J., Biscaia, A., e Couto, I. (2020). Comunidade Formativa do Estoril: uma comunidade de prática centrada no internato médico e orientada para o futuro. *Revista Portuguesa de Medicina Geral e Familiar, 36*(6), 531–8. https://doi.org/10.32385/rpmgf.v36i6.12735.

[4] Medeiros, R. P. da S., Nascimento, A. F., Delgado, A. I., Melícia, A., Serrinha, A., Moita, C. F., e Pina, M. T. (2022). Aprendizagem relacional: oportunidades e desafios na formação em medicina geral e familiar. *Revista Portuguesa de Medicina Geral e Familiar, 38*(5), 436–48. https://doi.org/10.32385/rpmgf.v38i5.13222.

[5] Kaufman DM. Applying educational theory in practice. BMJ. 2003 Jan 25;326(7382):213-6. doi: 10.1136/bmj.326.7382.213. PMID: 12543841; PMCID: PMC1125068

25. A APRENDIZAGEM EM PEQUENO GRUPO: UNS COM OS OUTROS

Rita P. S. Medeiros

Resumo

A aprendizagem em pequeno grupo (APG) prevê o envolvimento ativo dos participantes na aquisição de conhecimento, aptidões e atitudes, através de uma interação colaborativa da qual resultam ganhos formativos adicionais. As sessões devem ser bem estruturadas, incluindo a definição de objetivos e a avaliação do desempenho. Neste contexto, o facilitador tem um papel essencial, mas não central na APG — o foco está na interação do pequeno grupo.

Perguntas-guia

1.ª — O que define a aprendizagem em pequeno grupo (APG) e quais os ganhos formativos associados?

2.ª — Como planear e executar uma sessão de APG e sobreviver aos seus desafios?

3.ª — Qual é o papel do facilitador na APG?

4.ª — Que lugar ocupa a APG na formação médica em Portugal?

O que define a aprendizagem em pequeno grupo (APG)

A APG define-se pelo envolvimento ativo dos participantes em todo o processo de aquisição de competências. Centra-se no processo de interação colaborativa dos vários elementos do grupo e não numa relação unidirecional de transferência de informação de formador para formando.[1] O número de participantes adequado para uma sessão de APG é de cinco a oito pessoas, considerando-se seis como o número ideal. No entanto, a APG não é definida pelo número de participantes e não deve ser entendida como uma palestra ou dissertação para um grupo pequeno. Para que a sessão seja considerada uma experiência de APG devem verificar-se três condições: participação ativa dos vários elementos, manutenção de um contacto direto entre os participantes e desenvolvimento de atividades com objetivos bem definidos. Desta forma, a APG, ao colocar em interação indivíduos com um grau de formação idêntico, que colaboram na partilha de conhecimentos, ideias, experiências, problemas e soluções, ajuda a promover o desenvolvimento de competências transversais, como a liderança, a capacidade de comunicação, de trabalhar em equipa, de aprendizagem autodirigida, de pensamento crítico e orientado para a resolução de problemas, e de autoavaliação.[2]

Em comparação com o método de ensino-aprendizagem clássico, baseado no modelo de palestra, a APG nas unidades de saúde fornece um ambiente mais profícuo, que maximiza o conteúdo retido pelos participantes, sendo a abordagem de eleição na formação de profissionais de saúde.

O sucesso de qualquer método de aprendizagem depende da adesão do grupo, existindo vários fatores que influenciam a satisfação dos participantes com a APG. Entre esses fatores destacam-se a presença de um facilitador que oriente o grupo no processo de aprendizagem, a definição de uma estrutura para a sessão, a abordagem de casos reais (doentes em contexto clínico ou casos que remetam para a prática diária), a receção de *feedback* relativo ao desempenho dos participantes, a harmonia do grupo, a disponibilidade de recursos de aprendizagem e as características individuais de cada elemento (o estilo de aprendizagem e a gestão do *stress* decorrente do processo de formação)[3].

Como planear e executar uma sessão de APG e sobreviver aos seus desafios

O plano da sessão permite a orientação das atividades que conduzem à aquisição dos conhecimentos ou competências definidas como objetivos de aprendizagem. Serve ainda como registo do que foi abordado, facilitando a preparação da avaliação. No planeamento da sessão devem ser consideradas cinco etapas:

a. Estabelecer o **perfil do grupo**, o seu conhecimento prévio, as necessidades de aprendizagem e os recursos que lhe são acessíveis;

b. Definir de forma clara os **objetivos de aprendizagem** para a sessão. Os objetivos devem ser específicos, passíveis de ser alcançados no tempo da sessão, relevantes para o grupo e mensuráveis através de um processo de avaliação. Embora os objetivos devam estar alinhados com o currículo, a APG oferece a oportunidade de considerar as necessidades individuais de aprendizagem dos participantes. Cada sessão deve ter três a seis objetivos de aprendizagem, que são fornecidos antes ou no início da sessão;
c. Planear **atividades** que permitam alcançar os objetivos definidos. Embora o tempo de atenção do adulto seja curto (em média 10 a 20 minutos), a aprendizagem ativa pode aumentar esse tempo e a capacidade de retenção de conhecimento. As intervenções do facilitador devem ser feitas de forma breve, sucinta e relevante, dando prioridade ao envolvimento dos participantes. Incorporar diferentes tipos de conteúdo (como simulações, *role-plays*, *polls*, questionários, imagens, áudios, vídeos, *slides*, etc.) promove a adesão do grupo;
d. **Avaliar** o desempenho dos participantes, fornecendo *feedback* sobre o trabalho desenvolvido na sessão, é uma força motriz fundamental para a aprendizagem — reforça o conhecimento adquirido e sublinha áreas que requerem investimento;
e. **Resumir** brevemente o que foi abordado na sessão, deixando duas ou três mensagens-chave e recomendações para a aprendizagem autodirigida.

Métodos

Há uma variedade de métodos de APG adotada e adaptada aos programas curriculares pré e pós-graduados. São particularmente populares a aprendizagem baseada em problemas (*problem based learning*, PBL), a aprendizagem baseada em casos (*case based learning*, CBL) e a aprendizagem baseada na equipa (*team based learning*, TBL). Alguns deste métodos são abordados com mais profundidade noutros textos deste Manual (ver textos 18, 23 e 24). Estas metodologias preveem a aprendizagem ativa em pequenos grupos, assente num caso clínico real e relevante, com o intuito de aplicar os novos conhecimentos adquiridos à resolução de problemas clínicos (Quadro I).

Quadro I: Metodologias de aprendizagem ativa em pequeno grupo

Aprendizagem baseada em problemas	A aprendizagem decorre num pequeno grupo que se reúne inicialmente para discutir o problema e identificar pontos que exigem estudo individual; posteriormente, o grupo volta a reunir para discutir e sintetizar a sua aprendizagem, estando presente um facilitador que orienta e valida as conclusões.
Aprendizagem baseada em casos	A aprendizagem decorre num pequeno grupo, sendo guiada por perguntas cuja discussão é orientada por um facilitador.
Aprendizagem baseada na equipa	A aprendizagem decorre em pequenos grupos simultaneamente (ex.: vários grupos de cinco elementos, dentro de um grupo de 30 pessoas), seguindo uma sequência de etapas mais dirigida — preparação prévia à sessão, teste formativo curto para avaliar o conhecimento inicial, individual e de grupo, com *feedback* imediato, e posterior introdução de um problema relacionado para o grupo resolver.

O uso frequente de perguntas na facilitação de pequenos grupos ajuda a criar uma abordagem centrada nos participantes. Desta forma, é promovido o raciocínio clínico, é incentivada a reflexão e monitorizado o progresso individual, o que ajuda cada elemento do grupo a identificar as suas próprias lacunas de conhecimento. A pergunta deve ser feita a todo o grupo, seguida de uma breve pausa para reflexão para, posteriormente, se dirigir o pedido de resposta a um participante. Isto permite que o facilitador aceda às necessidades de aprendizagem individuais e, consequentemente, adeque a sua abordagem. Diferentes tipologias de pergunta permitem aceder de forma mais ou menos detalhada ao conhecimento dos participantes:

- Perguntas Sim/Não: questões mais simples, cuja resposta fornece pouca informação sobre o domínio do conhecimento por parte do inquirido;
- Perguntas fechadas: têm uma resposta específica, que permite verificar o conhecimento do inquirido, mas não o seu nível de compreensão;
- Perguntas abertas: geralmente não há uma resposta «certa»; permitem que o inquirido demonstre o seu grau de compreensão sobre o tema, capacidade de pensamento crítico e resolução de problemas.

Desafios e possíveis soluções na APG

Embora o ensino em pequeno grupo ofereça muitas vantagens, também coloca alguns desafios, tanto para o facilitador como para os participantes. Por vezes, partilhar a perceção de uma dificuldade ou limitação com o grupo pode levar a que os próprios elementos agilizem a resolução do problema. Porém, podem ser necessárias estratégias específicas. Por exemplo, perante elementos que dominem a sessão será importante interromper de forma respeitosa, resumir os pontos abordados pelo participante e redirecionar a discussão para os colegas; outra possibilidade será remeter para a limitação temporal da sessão. Por outro lado, perante elementos pouco participativos, é importante dar-lhes tempo para responder, ou optar por dividir o grupo em pares para uma tarefa, e reforçar positivamente qualquer contribuição. Outra dificuldade poderá ser imposta por participantes que não preparem a sessão. Nesta situação deve ser sublinhada a responsabilidade perante os membros da equipa. Podem também ser aplicados testes breves no início da sessão que reforcem a necessidade de estudo prévio e, adicionalmente, ajudem a evitar atrasos.

Qual é o papel do facilitador na APG?

A APG é projetada para os participantes, perdendo-se o foco no facilitador. Ainda assim, este tem um papel essencial, contribuindo para a criação de um ambiente de aprendizagem positivo e confortável. Antes de começar, o facilitador deve garantir que a sala está adequadamente configurada (rever a disposição dos lugares, possibilidade de ruído, existência de privacidade, etc.), planear a apresentação dos elementos do grupo (com uma atividade que funcione como «quebra-gelo», por exemplo), usar os nomes dos participantes durante a sessão, delinear regras de base (como a manutenção da confidencialidade) e, eventualmente, atribuir funções (por exemplo, registar conclusões, controlar o tempo, etc.).

A sessão deve iniciar-se pela apresentação dos objetivos de aprendizagem pelo facilitador, que, no decorrer da sessão, identifica necessidades de aprendizagem individuais, fazendo perguntas ou observando o desempenho dos participantes. Ao facilitar a sessão, garante que ela decorre dentro do horário previsto, gere a dinâmica do grupo, incluindo a evicção e resolução de conflitos, mantém o fluxo de conteúdo, assegurando uma sequência lógica de aprendizagem e disponibilizando material de apoio. No final da sessão, deve ser reservado tempo para dar *feedback*, promovendo a reflexão crítica, e fazer a avaliação da sessão. A reflexão crítica do facilitador é uma etapa essencial para um processo de aprendizagem efetivo. Isto requer pensar sobre o envolvimento dos participantes, os resultados das estratégias de facilitação utilizadas, o grau de atingimento dos objetivos da sessão e o que pode ser melhorado no futuro. Obter *feedback* dos participantes também pode ajudar nas práticas autorreflexivas. Isto pode ser feito por escrito ou verbalmente, perguntando «quais foram as mensagens principais» da sessão e quais as áreas mais «confusas» ou «menos compreendidas». Neste ponto, será importante evitar uma postura defensiva e, em alternativa, integrar discussões construtivas, pedindo exemplos específicos que expliquem o *feedback* dado.

Que lugar ocupa a APG na formação médica em Portugal?

A APG integra a formação médica em vários níveis e em diversos contextos de aprendizagem. Um exemplo de integração de APG no currículo médico de forma mais estruturada é dado pelo programa de formação especializada em Medicina Geral e Familiar (MGF). Este programa foi revisto e atualizado em 2019, introduzindo a aprendizagem relacional como parte do horário semanal dos médicos internos. Na região de Lisboa e Vale do Tejo este tipo de aprendizagem foi implementado através das Sessões de Aprendizagem Relacional (SAR). As SAR reúnem o grupo de internos que frequenta o mesmo ano de internato, dentro do mesmo Agrupamento de Centros de Saúde (ACES), sob moderação de um facilitador. Desta forma, prevê-se a aplicação de metodologias de APG. Relativamente às SAR, um estudo realizado em 2021 verificou alguma variação no grau de implementação, estruturação e desenvolvimento das sessões entre os diferentes grupos, sendo sublinhada a importância dos facilitadores na sua moderação e a necessidade de aperfeiçoamento, atualização e adaptação contínuas dos guiões de apoio.[4] Estas conclusões vão ao encontro do que acima foi mencionado, reforçando o papel do facilitador na APG e a importância do seu planeamento.

Mensagens a reter

— A APG define-se pelo envolvimento ativo dos participantes no processo de aquisição de conhecimento.

— As sessões de APG devem ser bem estruturadas — ao planear uma sessão, o facilitador deve estabelecer o perfil do grupo, definir objetivos de aprendizagem, delinear atividades que permitam alcançar os objetivos, programar a avaliação do desempenho e disponibilizar um resumo dos tópicos abordados.

— O facilitador tem um papel essencial na APG, mas não central.

— A APG deve ser integrada e implementada nos programas formativos pré e pós-graduados, em particular nos internatos médicos.

BIBLIOGRAFIA

[1] van Diggele, C., Burgess, A., e Mellis, C. (2020). Planning, preparing and structuring a small group teaching session. *BMC medical education*, *20*(Suppl 2), 462. https://doi.org/10.1186/s12909-020-02281-4.

[2] Burgess, A., van Diggele, C., Roberts, C., e Mellis, C. (2020). Facilitating small group learning in the health professions. *BMC medical education*, *20*(Suppl 2), 457. https://doi.org/10.1186/s12909-020-02282-3.

[3] Kilgour, J. M., Grundy, L., e Monrouxe, L. V. (2016). A Rapid Review of the Factors Affecting Healthcare Students' Satisfaction with Small-Group, Active Learning Methods. *Teaching and learning in medicine*, *28*(1), 15–25. https://doi.org/10.1080/10401334.2015.1107484.

[4] Medeiros, R., Nascimento, A. F., Delgado, A. I., Melícia, A., Serrinha, A., Moita, C. F., *et al.* (2022). Aprendizagem relacional: oportunidades e desafios na formação em Medicina Geral e Familiar. *Revista Portuguesa de Medicina Geral e Familiar*, *38*(5), 436–48.

26. APRENDER EM CASA: O *E-LEARNING*

David Rodrigues e Inês Rosendo

Resumo

Este texto, contruído a partir de diferentes cenários de formação, aborda uma modalidade de ensino e aprendizagem à distância, com recurso ao computador e à Internet, que se denomina *e-learning*. Através de três cenários de formação, apresentam-se alguns recursos disponíveis online e metodologias para os validar e gerir de forma a obter informação útil, que sustente conhecimento.

Perguntas-guia

1.ª — Que recursos de formação existem *online* e como os validar?
2.ª — Quais as diferenças entre a aprendizagem informal e formal?
3.ª — Qual a metodologia a seguir para preparar uma formação online?

Cenário de formação 1

O Benjamim, médico interno que trabalha consigo, pergunta-lhe sobre como se mantém atualizada/o e como é que usa recursos online *para a sua educação médica contínua. Como orientador/a do Benjamim, aproveita a oportunidade para lhe falar de ambientes pessoais de aprendizagem e de cursos de* e-learning.

Ambiente pessoal de aprendizagem *online*

A omnipresença da Internet no dia-a-dia permite inúmeras oportunidades de educação médica contínua. A dificuldade reside em filtrar a informação e os recursos mais úteis.

A aprendizagem *online* pode ser dividida de duas maneiras: *informal*, autodirigida, e *formal*, estruturada e oferecida por terceiros. É desejável que os médicos de família saibam desenvolver um ambiente *online* de aprendizagem pessoal que lhes permita constante atualização, esclarecer ativamente as suas dúvidas clínicas e adquirir conhecimentos compatíveis com uma prática clínica baseada na melhor evidência disponível.

Alguns autores consideram que, para o médico do século XXI, o domínio da Internet é tão relevante como o domínio do estetoscópio.[1] As fontes e oferta de informação são imensas, residindo a dificuldade na seleção das mesmas, bem como na criação de rotinas de leitura e de estudo. Torna-se, portanto, necessária uma eficiente gestão individual da informação médica. É desejável criar um ambiente pessoal de aprendizagem *online* (*personal learning environment*) e uma rotina de estudo. Este ambiente vai permitir procurar, filtrar, receber, classificar, armazenar e sincronizar a informação; desenvolver trabalho colaborativo; e potenciar a discussão e disseminação pública de nova informação.

Para obter informação, podemos recorrer a duas estratégias: *push* e *pull*. No caso da estratégia *push*, a informação chega até ao médico, que a deve filtrar e assegurar que apenas recebe a que lhe é relevante. Existe um número crescente de serviços de alertas por *e-mail* que podem ser adaptados às necessidades de informação aquando do registo. Exemplos destes serviços são o EvidenceAlerts; ACCESSSS; ACP Journal Club; Essential Evidence Plus ou o NEJM Journal Watch.

Atualmente, existem alternativas ao *e-mail* que oferecem vantagens adicionais, nomeadamente aplicações que permitem a agregação de notícias de várias fontes por RSS (que notificam sempre que exista uma atualização numa determinada fonte). Porém, para evitar que facilmente se caia no excesso de subscrições e no excesso de informação, é recomendável uma revisitação regular das fontes, confirmando as que se mantêm úteis e eliminando as restantes.

Nos últimos anos, assiste-se igualmente a uma maior variedade nos formatos de divulgação de conteúdos médicos. Um dos mais usados para aprendizagem informal são os *podcasts*, que podem ser consumidos em qualquer deslocação ou pausa de outras tarefas. A oferta é imensa e a maioria é de acesso livre.

Outra estratégia de *push* é a utilização de redes sociais para seguir instituições académicas, mesmo profissionais de saúde ou especialistas em curadoria de informação médica clinicamente relevante. Neste âmbito, as redes sociais promovem uma técnica de aprendizagem denominada *microlearning* assíncrono, e na qual o conhecimento é disponibilizado em pequenas unidades e de forma progressiva ao ritmo de cada um e no seu horário preferido.[2]

Independentemente da fonte da informação, recomenda-se uma avaliação da confiança na metodologia de seleção e apreciação da informação científica. Nas redes sociais, essa confiança é difícil de estabelecer, pelo que deve ser feita uma avaliação rigorosa da idoneidade e credibilidade dos perfis e da própria informação divulgada.

Não surpreende que gerações mais jovens de médicos tenham um domínio superior das tecnologias de informação, quando comparadas com gerações mais velhas. Porém, estes últimos estão numa posição privilegiada para valorizar conteúdos clínicos, avaliar idoneidade das fontes ou a pertinência para a formação. Nos processos formativos com supervisão, é desejável que o orientador tenha conhecimento das características do ambiente de aprendizagem *online* do médico ou aluno sob sua tutoria.

Outra forma de aceder a informação clínica relevante são as estratégias de *pull*, informação que o médico *puxa* através da formulação de uma pergunta concreta (ver Capítulo III, texto 12).

A gestão da informação, na qual se alicerça a gestão do conhecimento, é igualmente um elemento fundamental na aprendizagem *online*. Uma forma de a concretizar é através de um sistema que envolva uma rotina de leitura e estudo da informação, acompanhada por notas pessoais. Deve ser criado um momento diário em que é selecionada a informação que se quer ler de forma mais aprofundada e marcar um ou dois tempos semanais para o fazer. Desta forma, quando for encontrada informação relevante na Internet, a sua leitura pode ser guardada para mais tarde, evitando a frustração da indisponibilidade para ler no momento. Nos espaços de leitura mais aprofundada é importante tomar notas sobre os trechos de informação a reter, de forma a consolidar o conhecimento. Desta forma, garante-se que a informação não se acumula e que o profissional se mantém atualizado.

Aproveitando a pergunta do Benjamim, explica que concentra o essencial da informação que recebe numa conta do Feedly que lê durante dez minutos no final da consulta. No e-mail, *subscreve duas* newsletters *e está atento a um grupo* online *de médicos de família. Sempre que encontra um* e-mail *que quer ler mais detalhadamente guarda-o numa categoria própria. Nas sextas-feiras reserva uma hora para ler a sua seleção de artigos e* e-mails *da semana. Tem ainda por hábito ouvir os* podcasts *Evidentia Médica, MGFamiliar e, em inglês, o Best Science Medicine, ao sábado de manhã, enquanto faz uma caminhada.*

Cenário de formação 2

No final de uma manhã de consultas, o Benjamim diz-lhe que foi procurar cursos online *e teve dificuldade em perceber em quais investir, havendo tantas ofertas e tão diferentes. Combinam 15 minutos mais tarde para analisar o que ele encontrou, partilhando a sua experiência de como faz a seleção dos cursos em que se inscreve.*

Aprendizagem formal: os cursos *online*

Existem vantagens e desvantagens em frequentar cursos *online*. A facilidade de acesso a partir de qualquer local, com aproximação a formadores que poderiam ser mais distantes e a possibilidade de rever materiais posteriormente, num tempo personalizado, podem ser vantagens, sendo as dificuldades técnicas e de interação à distância barreiras já conhecidas.

Existem várias modalidades de cursos *online*: autoaprendizagem, que permite ao formando escolher os temas e a velocidade de aprendizagem; aprendizagem dirigida pelo formador, que permite interação e suporte de formadores e professores; formação síncrona, com troca de informação e *feedback* em tempo real, e a assíncrona, como já anteriormente referida, com recurso a plataformas na altura que melhor convenha ao formando[3 4].

Para ajudar a discernir previamente a qualidade de um curso *online*, são várias as ferramentas que podem ser utilizadas[5]:

- Conteúdo: ajuíza a pertinência para o formando e o facto de o curso poder ser adequado às expectativas e ao nível de conhecimento do mesmo, devendo haver suficiente informação para perceber se será adaptado à atual fase de formação clínica. Deve ponderar-se ainda se o curso garante flexibilidade suficiente para essa adaptação e se inclui recursos para utilização posterior na prática diária.
- Avaliação e valoração: esta avaliação pode ou não ser expressa como classificação (o que pode ser valorizado curricularmente), mas será

importante que possa facilitar o *feedback* da aprendizagem. É sempre preferível que existam vários formatos, incluindo, preferencialmente, simulação de atuação em cenários reais.

- Competência dos formadores: será importante perceber qual a qualificação e experiência na área e os potenciais conflitos de interesse. O formador é o grande responsável pelo sucesso de um curso e são desejáveis competências em capacidade de comunicação, eficiência na passagem do conhecimento e adaptação das técnicas às características individuais dos formandos.
- Promotor do curso: é relevante ter em conta a visão e missão da instituição que está a promover o curso. Prestígio, conflitos de interesses, acreditação e capacidade de gestão do curso são variáveis a avaliar. É ainda importante ter acesso a uma estrutura clara do curso, à sua interação e suporte existentes, sem ambiguidade nesta definição.

Alguns exemplos de recursos em que são disponibilizados cursos *online* são:

1) internacionais: o Coursera, o MedEx, o BMJ learning, organizações internacionais de medicina geral e familiar (NHS, RACGP, etc.);
2) nacionais: Ordem dos Médicos, Associação Portuguesa de Medicina Geral e Familiar e plataformas ligadas a esta especialidade (ex.: MGFamiliar.net/Dr Share, MGFormação, AtualMGF, hexágono MedGF).

Cenário de formação 3

Entretanto, recebeu um e-mail *da sua comunidade de aprendizagem pedindo que organize um curso* online *numa área que domina, pois identificaram essa necessidade formativa e é uma área em que há pouca oferta formativa de qualidade. Sentiu um misto de entusiasmo e apreensão, questionando-se sobre qual a melhor forma de preparar uma formação* online.

A formação em *e-learning* tem semelhanças com o ensino presencial, devendo ser aplicados e adaptados os mesmos princípios, fomentando a interação, a aprendizagem ativa, o *feedback* assertivo, o foco nas competências, a comunicação de expectativas e o respeito pela diversidade de talentos e métodos de aprendizagem.

Porém, existem diferenças e devem ser acauteladas quando a formação é ministrada *online*. Desde logo o compromisso dos formandos é criado de forma diferente e é importante criar espaços de interação (seja por escrito em *chat* ou fórum). Gerar perguntas interativas ou momentos síncronos em pequenos grupos e usar recursos criativos para estimular a interação (como vídeos, *podcasts*, questionários, fóruns, *blogs*) são igualmente elementos a explorar, mas não em demasia, para não distrair do objetivo formativo. A criação de comunidades formativas, que mantenham a interajuda e discussão para além da formação (grupos *online* ou pelo telefone, troca de contactos, etc.), também é recomendada.

É também necessário ter em conta a ligação ao formador, que pode ser potenciada compartindo a experiência pessoal e criando momentos de encontro ou partilha de dúvidas com os formandos.

Na construção do curso *online* importa definir pré-requisitos, objetivos e resultados esperados, bem como os métodos a utilizar para os atingir. É fundamental criar um ambiente intelectualmente estimulante, através da adaptação da formação aos conhecimentos prévios e expectativas dos formandos, e procurar focar a aprendizagem num ambiente similar à clínica diária. Neste sentido, pode usar-se a tecnologia para criar casos com simulação de consultas e fomentar a investigação e discussão dos mesmos entre os pares. Incluir uma avaliação *online* pode ser importante para ajudar a relembrar, mas também a pensar e integrar conhecimentos, levando à adoção das atitudes a apreender.

Aproveitando a sua experiência e motivação, elaborou um questionário online de expectativas e conhecimentos prévios e organizou uma formação síncrona com materiais enviados para consulta e consolidação. Incluiu questões baseadas em cenários reais ao longo da sua apresentação, para melhor a ir adequando e ajudando os formandos a ter feedback *da aprendizagem. Ficou muito satisfeito com a interação ao longo do curso, com a avaliação positiva que recebeu no final e com as discussões que ainda hoje são geradas sempre que alguém coloca à discussão um caso da sua prática nesta área na* mailing-list *da comunidade formativa, tendo mesmo gerado alguns trabalhos de investigação conjunta sobre o mesmo.*

Mensagem a reter

— O médico deve procurar desenvolver um ambiente *online* de aprendizagem pessoal e criteriosamente escolher as suas formações, de forma a proporcionar uma prática clínica baseada na melhor evidência disponível.

— Nos processos formativos com supervisão, é desejável que o orientador tenha conhecimento das características do ambiente de aprendizagem *online* do médico ou aluno sob sua tutoria.

— Na construção de uma formação *online*, os pré-requisitos, objetivos e resultados esperados, bem como os métodos a utilizar para os atingir, devem ser previamente definidos, e é fundamental criar um ambiente intelectualmente estimulante e focar a aprendizagem num ambiente similar à clínica diária.

Nota: os autores declaram possuir conflitos de interesse intelectuais na escrita deste texto, por serem coordenadores dos projetos Evidentia Médica e MGFormação. Consideram, porém, que essa circunstância não altera a estrutura, as recomendações ou as mensagens transmitidas no texto.

BIBLIOGRAFIA

[1] Glasziou, P., Burls, A., e Gilbert, R. (2008). Evidence based medicine and the medical curriculum. *BMJ (Clinical research ed.), 337,* a1253. https://doi.org/10.1136/bmj.a1253.

[2] De Gagne, J. C., Park, H. K., Hall, K., Woodward, A., Yamane, S., e Kim, S. S. (2019). Microlearning in health professions education: Scoping review. *JMIR Medical Education*, 5(2), e13997. https://doi.org/10.2196/13997.

[3] Merzouk, A., Kurosinski, P., e Kostikas, K. (2014). E-learning for the medical team: The present and future of ERS learning resources. *Breathe, 10*(4), 296–304. https://doi.org/10.1183/20734735.008814.

[4] Doherty, I., e McKimm, J. (2010). E-learning in clinical teaching. *British Journal of Hospital Medicine, 71*(1), 44–47. https://doi.org/10.12968/hmed.2010.71.1.45973.

[5] JECRC University, Jaipur, India, Ajmera, R., e Dharamdasani, D. K. (2014). E-learning quality criteria and aspects. *International Journal of Computer Trends and Technology, 12*(2), 90–93. https://doi.org/10.14445/22312803/IJCTT-V12P117.

27. APRENDER COM DOENTES SIMULADOS

Luiz Miguel Santiago e Marta Dora Ornelas

Resumo

A simulação médica é uma metodologia de ensino prático orientado que implica a colocação do formando em cenários de prestação de cuidados próximos da realidade para treino, análise, reflexão e melhoria das suas ações. Neste texto abordam-se os momentos, recursos e resultados da sua aplicação, com exemplo de um caso prático.

Perguntas-guia

1.ª — O que é a aprendizagem com doentes simulados?
2.ª — Quando deve ser aplicada no decurso da formação médica?
3.ª — Que dimensões da formação e prática clínica são passíveis de avaliar com recurso à simulação?

Introdução

A simulação na área da saúde surge da necessidade de acompanhar as novas exigências sociais, pedagógicas, técnicas, científicas e éticas. No ensino prático orientado, implica a colocação do formando ou de uma equipa, em cenários de prestação de cuidados próximos da realidade para treino, análise, reflexão e melhoria das suas ações[1]. Com base em conhecimentos teóricos prévios, pretende-se que o formando aplique capacidades mnésicas, cognitivas e comportamentais aquando da prestação de cuidados. E tal pressupõe uma «avaliação» do desempenho através da crítica (auto ou hétero), *feedback* e *debriefing* construtivo, evitando-se danos quando o resultado da prestação simulada é catastrófico.

Este método de ensino/avaliação pode e deve ser aplicado desde cedo na formação dos profissionais de saúde. É ainda útil na manutenção, atualização e aprimoramento de competências dos profissionais já especializados. Em ambiente protegido e criativo, a simulação facilita a transição do saber para o fazer, com consequente desenvolvimento e fortalecimento de competências que promovem a autoperceção, a confiança e a autodeterminação imprescindíveis para a prática clínica real.

No ensino médico, são cinco fatores que justificam o recurso à simulação[2]:

1. Problemas relacionados com os doentes e o ensino;
2. Novas tecnologias para diagnóstico e seguimento dos doentes em situações graves, mas pouco frequentes na prática clínica diária;
3. Uniformização da avaliação e/ou desenvolvimento de competências pelos profissionais;
4. Segurança dos doentes, reduzindo «erros médicos» e aperfeiçoando o treino em equipa;
5. Prática deliberada/intencional e repetida.

Métodos como o *role-play*, estações com situações clínicas simuladas (ver texto 30, no Capítulo V), a gravação de consultas ficcionadas (ver texto 16, no Capítulo III), o recurso a manequins para treino de técnicas, a utilização de simuladores digitais, pacientes padronizados, atores simulados, e mesmo de manequins «inteligentes», podem ser empregues para realização/avaliação de um processo complexo ou de pequenas partes desse processo. É igualmente possível recorrer-se a realidade virtual e /ou a simulação híbrida.

A simulação médica como ferramenta de aprendizagem

As metodologias de simulação permitem avaliar várias dimensões. Entre estas, salientam-se:

- O conhecimento teórico do profissional — o «saber» e o «saber como», domínios de competências cognitivas;
- As habilidades técnicas/clínicas — competências psicomotoras (exame físico e procedimentos médicos, entre outros) e comportamentais

(a comunicação com pacientes, equipas e familiares e procedimentos relacionados com a segurança do paciente), o «mostrar como»;
- A capacidade de «fazer»/atuar e tomar decisões perante pressões de um ambiente dinâmico, por vezes complexo, com incertezas, subjetividades e situações emocionalmente complexas.

A simulação médica é, assim, uma ferramenta poderosa de aprendizagem e avaliação clínica que, apesar de não substituir o doente real, permite otimizar o treino de competências em ambientes onde as falhas não causam danos e a discussão e identificação dos motivos que lhe são inerentes previnem a ocorrência de eventos adversos e promovem a segurança dos doentes.[3]

Em Medicina Geral e Familiar, a grande abrangência de cuidados, associada a uma elevada taxa de utilizadores com um conjunto de circunstâncias que por si só envolvem maior risco de ocorrência de incidentes de segurança (múltiplas doenças crónicas, utentes com mais de 65 anos, polimedicados e que vivem em contextos psicossociais cada vez mais problemáticos), torna a simulação no ensino graduado e pós-graduado uma oportunidade para a melhoria da prestação de cuidados.

Condições para a prática da simulação médica

Existem no mercado simuladores de baixa, média e alta-fidelidade, consoante os recursos tecnológicos de que dispõem e que os tornam mais, ou menos, semelhantes a uma pessoa. O simulador de baixa fidelidade é indicado para aprendizagem de treino de capacidades e não apresenta qualquer tipo de resposta às intervenções efetuadas. O simulador de média fidelidade, além de aspectos anatómicos, apresenta sons respiratórios e cardíacos, pulsos e condução elétrica cardíaca que pode ser monitorizada. O simulador de alta-fidelidade é o mais semelhante a uma pessoa e funciona através de um *software* que permite respostas fisiológicas muito realistas às intervenções realizadas, além de possuir a possibilidade de comunicação, movimentos respiratórios, abertura ocular, avaliação dos parâmetros vitais e da pele.

Ao planear a estratégia de aquisição ou treino de competências com recurso à simulação médica, é preciso definir claramente os objetivos pretendidos. Entre estes podem-se destacar: o desenvolvimento dos diferentes passos da consulta (ver texto 7); o treino em «Comunicação em Saúde» (ver texto 8);

os gestos; a capacitação; a empatia (ver texto 9); a medicina centrada na pessoa ou a avaliação teórico prática dos discentes (ver textos 30 e 31).

Há modelos para consulta e funcionamento de clínica. E há, também, enquadramentos diferentes a ponderar, sendo um deles o de resolução de caso[4] e outro o de narrativa sobre a consulta. Este último é mais abrangente, desafiador e consumidor de tempo, mas pode resultar em futuros médicos mais globais.

No *debriefing*, o *formador* deverá ser um «facilitador» da discussão, em grupo ou individual, sobre acertos e oportunidades de melhoria, se possível com visualização vídeo[5], da discussão entre os participantes e do incentivo ao treino das dificuldades encontradas nos formandos.

A aproximação máxima à realidade, realizada com doente ficcionado treinado, tem custos, entre os quais o desgaste do ator e maiores dificuldades na simulação, por ser simultaneamente doente e avaliador. Assim, para que a simulação possa ser aplicada ao ensino médico, deverá haver investimento em recursos materiais (aquisição de equipamentos e a sua instalação em espaços adequados e manutenção) e humanos (corpo docente multidisciplinar, motivado, formado e disponível).

Aplicação prática da simulação em consultas de MGF

José, 42 anos, solteiro, jardineiro, em família nuclear com pais e irmão. Formação académica 12.º ano. Consulta o seu médico por dores abdominais e está preocupado com as hipóteses diagnósticas que leu na Internet.

Como é que este caso pode ser treinado no internato de especialidade de MGF?

Sendo uma situação de narrativa e análise, a consulta ficcionada deverá, eventualmente, ser gravada ou aplicada a OSCE (Objective Structured Clinical Examination), logo no início da formação, para suporte de autoexame e autocrítica. Posteriormente, deve haver uma conversa com os orientadores em função da «lista de verificação» de aspectos a avaliar (fluxo de consulta, comunicação, oportunidades para empatia, exame físico, raciocínio clínico, prevenção, terapêutica, habilidades e competências). A sua eventual repetição poderá determinar a necessária evolução da aprendizagem (*assessment*). Quem orienta pode ainda avaliar qualitativamente, realizando uma análise SWOT (*Strengths, Weaknessses, Opportunities, Threats*).

Mensagens a reter

— A simulação médica é um método de ensino e avaliação que pode e deve ser aplicado desde cedo na formação dos profissionais de saúde.

— Em ambiente protegido e criativo, a simulação facilita a transição do saber para o fazer, com consequente desenvolvimento e fortalecimento de competências que promovem a autoperceção, a confiança e a autodeterminação imprescindíveis para a prática clínica real.

— A simulação médica permite otimizar o treino de competências em ambientes em que as falhas não causam danos e a posterior identificação e discussão dos motivos que lhe são inerentes previnem a ocorrência de eventos adversos e promovem a segurança dos doentes.

BIBLIOGRAFIA

[1] Gaba, D. M. (2009). Editorial: Do as we say, not as you do: Using simulation to investigate clinical behavior in action. *Simulation in Healthcare, 4*(2), 67–69. https://doi.org/10.1097/SIH.0b013e3181a4a412.

[2] Issenberg, S. B., McGaghie, W. C., Petrusa, E. R., Gordon, D. L., e Scalese, R. J. (2005). Features and uses of high-fidelity medical simulations that lead to effective learning: A BEME systematic review. *Medical Teacher, 27*(1), 10–28. https://doi.org/10.1080/01421590500046924.

[3] Gaba, D. M. (2004). The future vision of simulation in health care. *Quality and Safety in Health Care, 13*(SUPPL. 1), 1–10. https://doi.org/10.1136/qshc.2004.009878.

[4] Sperl-Hillen *et al.* (2014). Educating Resident Physicians Using Virtual Case-Based Simulation Improves Diabetes Management: A Randomized Controlled Trial. *Acta Medica Portuguesa, 89*(12), 1664–1673. https://doi.org/10.1097/ACM.0000000000000406.

[5] Viegas, R., e Heleno, B. (2019). Implementação de OSCEs como Metodologia de Ensino e Avaliação na NOVA Medical School (NMS) | Relato de um Teste Piloto. *RevADSO, 7*(11), 8–16. https://doi.org/10.35323/revadso.7112019154.

CAPÍTULO V
COMO AVALIAR OS RESULTADOS DA FORMAÇÃO E COMPROVAR AS COMPETÊNCIAS EXIGÍVEIS?

28. TEORIA E MÉTODOS DE AVALIAÇÃO: ASPECTOS GERAIS

Isabel Santos e Matilde Padrão Dias

Resumo

Este texto oferece uma perspetiva geral para o entendimento do processo avaliativo, integrando-o melhor na prática formativa. São referidos alguns conceitos, métodos e técnicas mais utilizadas s quais aprofundados noutros capítulos deste manual.

Perguntas-guia

1.ª — Porquê avaliar?
2.ª — Como avaliar?
3.ª — O que avaliar?
4.ª — Quando avaliar?

Introdução

A avaliação é controversa. Devido à subjetividade inerente, deve ser abordada com humildade e cautela, especialmente devido às suas repercussões.

No contexto dos internatos, a avaliação ganha sobretudo visibilidade aquando dos exames finais na certificação, sendo por isso incómoda para orientadores de formação e internos. Os orientadores estão comprometidos porque providenciaram a experiência obtida pelos internos e porque já os avaliaram diversas vezes. Incómoda para os internos porque, tendo concluído com aproveitamento o internato, vão ser sujeitos a uma hierarquização e comparação com todos os outros que os condiciona na escolha futura do local de trabalho.

Para falar de avaliação, é possível recorrer a modelos conceptuais de aprendizagem e treino. Um dos mais utilizados é a Pirâmide de Miller modificada (Figura 1), que clarifica diferentes componentes da competência clínica. Na base estão os níveis relacionados com os conhecimentos teóricos, o «ter na cabeça», e no vértice os conhecimentos práticos, de desempenho: o «saber fazer» numa situação real e o ser ou saber estar (identidade profissional)[1].

Figura 1 — Pirâmide de Miller modificada (1)

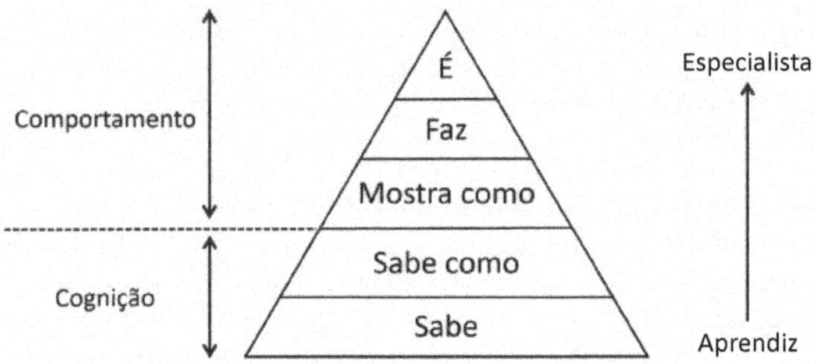

Porquê avaliar?

A avaliação é parte importante do treino e aprendizagem e são múltiplas as suas funções. Um dos objetivos é ajudar os internos a diagnosticar as suas fraquezas e forças, ajudando-os a melhorar as suas competências. Por outro lado, a avaliação valida o percurso e os resultados formativos, certificando que o interno detém um determinado perfil de competências. Esta questão é especialmente relevante, já que defende a sociedade de profissionais incompetentes.

O triângulo formativo (Figura 2) mostra a relação entre as dimensões *objetivos — métodos — avaliação*. Uma vez que a avaliação condiciona a aprendizagem, aquela deve ser desenhada de forma a assegurar que os objetivos são atingidos com métodos de treino/aprendizagem adequados.[2]

Figura 2 — Triângulo formativo

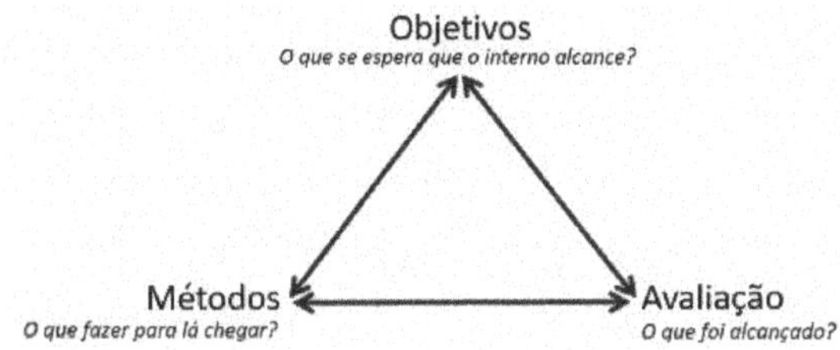

Outra função oculta da avaliação é a seriação. Não sendo uma função direta da avaliação durante a formação específica, é utilizada para posterior hierarquização dos internos nos concursos de provimento.*

Como avaliar?

A **avaliação formativa** tem como foco a melhoria da aprendizagem. Para tal, deteta necessidades de aprendizagem para que se possa dar um *feedback* preciso e individualizado, e promove a reflexão crítica, dando confiança e segurança ao interno. Realizar uma avaliação formativa deve ser o objetivo de qualquer orientador/supervisor. O *feedback*, a «teatralização» ou a autoscopia são ferramentas-chave para este tipo de avaliação.

Outro tipo de avaliação, que indica se um determinado nível de competências foi ou não alcançado, designa-se por **avaliação sumativa**. A principal razão para esta avaliação é a exigência de se assegurar que os médicos internos estão aptos a executar o trabalho que lhes é destinado com qualidade e segurança. O objetivo da avaliação final, sumativa, é valorar a aptidão do médico em situação real de trabalho. Uma avaliação sumativa bem desenhada compartilha os objetivos da avaliação formativa.

No cenário atual, da formação específica pós-graduada em Portugal, pede-se que no final de cada estágio seja feita uma avaliação sumativa. No sistema português, a avaliação final dos internatos, a que corresponde a certificação, não se encontra desligada do percurso de treino anterior, como acontece noutros países. A avaliação final dos internatos, a certificação numa dada especialidade, integra os resultados da avaliação contínua realizada

* Ato administrativo na Administração Pública para o preenchimento de cargo público por um trabalhador.

durante o percurso formativo. Uma outra forma de avaliação é a **autoavaliação.** Ainda que habitualmente se verifique uma «hipervalorização» do avaliado, pode ser útil realizar esta avaliação como forma de reflexão e análise do percurso formativo.

Requisitos e instrumentos da avaliação

A ferramenta de avaliação a ser utilizada, seja qual for, deve cumprir os requisitos apresentados no Quadro 1, que traduzem a utilidade do instrumento ou do sistema de avaliação.

Quadro 1 — Requisitos da avaliação

Requisito	Descrição
Validade	Capacidade de avaliar o que se pretende avaliar.
Fiabilidade	Capacidade de produzir o mesmo resultado se a avaliação se repetir.
Impacto sobre o processo formativo	Capacidade de influenciar o programa.
Exequibilidade	Haver recursos e tempo necessários para a sua execução.
Aceitabilidade	Cumprir princípios éticos e deontológicos do segredo profissional e autonomia do paciente.

Além destes requisitos, é necessário que o instrumento de avaliação seja concordante com a competência a avaliar (Figura 3). Não é possível avaliar adequadamente competências comunicacionais com um teste de escolha múltipla, da mesma forma que não é exequível avaliar um vasto leque de objetivos de conhecimentos com uma prova oral[3].

Figura 3 — Instrumentos de avaliação adequados à tipologia de competências a avaliar

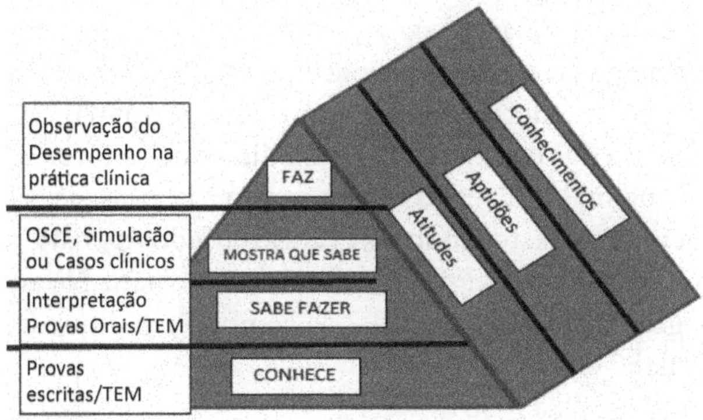

O que avaliar?

Componentes da competência clínica

Nos internatos há um conjunto de competências a adquirir, integradas nos domínios do saber, do fazer e do ser, vulgarmente designadas por conhecimentos, aptidões e atitudes. Essas competências decompõem-se em categorias de resultados de aprendizagem e treino, relacionados com as habilidades clínicas e procedimentais: a gestão do doente e da doença; a promoção da saúde e a prevenção da doença; a comunicação e o estabelecimento de relação com os doentes; a gestão da informação; as responsabilidades éticas e legais, e o desenvolvimento pessoal e profissional. Os programas de formação e o perfil profissional são um espelho destas componentes. Estes referenciais de competências pressupõem a existência de um conjunto de habilidades essenciais designadas como competências transversais: ler e interpretar, escrever e sintetizar, falar de forma clara e sucinta, etc.

Nível de exigência e pontuação

Um dos aspectos mais sensíveis em qualquer sistema de avaliação é a definição de padrões e a pontuação. O padrão, ou ponto de corte, determina o nível de aprovação de uma dada competência. No atual sistema de avaliação, o desempenho do/a interno/a é analisado por referência a critérios que indicam o grau de sucesso de realização de uma dada tarefa, no sentido de ajudar a sua progressão, mas também com o objetivo de dividir o grupo em classes (avaliação criterial e normativa).

O nível de exigência relaciona-se com o tempo de treino. Não se pede a um interno do primeiro ano o mesmo que a um do quarto ano. Espera-se um aprimoramento das competências à medida que se intensifica o treino e a exposição a uma maior diversidade de contextos, pessoas, situações clínicas e organizacionais. Deste modo, os critérios usados nos diferentes anos de internato são distintos dos exigidos no final do internato. Na avaliação sumativa final é exigida a presença de todas as competências que fazem parte do perfil profissional.

Decisão sobre o conteúdo da avaliação

Uma vez decidido o propósito da avaliação, se formativa ou sumativa, é preciso determinar o que se quer avaliar. Para isso, há que consultar os objetivos a alcançar em cada ano formativo e o perfil de competências.

A abrangência do conteúdo de avaliação é alcançada usando idealmente vários métodos de avaliação, em diferentes tempos e com diferentes avaliadores. Note-se que, em cada avaliação, não é possível avaliar tudo, pelo que é necessário selecionar conteúdos. Nesta decisão há que escolher o que é prevalente e urgente; as intervenções que podem modificar a evolução de um problema e as situações que comportam risco ou as com grandes repercussões sociais, económicas, profissionais ou geradoras de incapacidade.

Importa assim realçar a observação do contínuo da prática do interno na unidade onde se encontra. O conteúdo da avaliação contínua que parte do perfil de competências do especialista organiza-se numa série de descritores de desempenho constantes do seu programa formativo. Cada um destes descritores é desdobrado nas componentes que o definem. O desafio, no caso da avaliação contínua, é a utilização de métodos válidos, por exemplo, a triangulação (utilização de múltiplos métodos de avaliação) e a avaliação a 360 ° (avaliação feita por vários profissionais seniores e pelos pacientes).

Quando se empregam testes de conhecimento (exames escritos), há que selecionar uma amostra suficientemente larga de saberes, representativa da globalidade. Nas provas clínicas ou práticas, há que escolher o conteúdo tendo em conta também a abrangência e a representatividade de situações.

A valorização do *Sabe* e *Sabe como*

A valorização de conhecimentos pode ser feita mediante provas orais ou escritas. As primeiras são individuais e permitem aprofundar diferentes componentes da cognição. Dificilmente dão oportunidade à comparação entre candidatos, pois não é possível fazer as mesmas perguntas a todos. As provas orais têm ainda a desvantagem de consumir demasiado tempo, o que dificulta a sua uniformização e a avaliação de um largo conjunto de conhecimentos.

Nas provas escritas, o método mais comum tem sido as perguntas de escolha múltipla ou de resposta curta. As perguntas de escolha múltipla podem ser de diferentes tipos, centradas ou não em casos clínicos, e devem avaliar preferencialmente a compreensão, interpretação e resolução de problemas (o raciocínio clínico e a decisão médica), em vez da capacidade de memorização (ver texto sobre exames escritos).

A valorização do *Mostra como* e *Faz*

Toda a avaliação que se executa fora do local de trabalho, e fora da situação real, pode ser considerada uma avaliação *in vitro* ou experimental, pois decorre em ambiente protegido, sem interrupção, e mediante casos clínicos com doentes simulados que apresentam todos os dados e que, em geral, se exprimem bem. A valorização deste tipo de avaliação decorre do valor atribuído aos programas baseados em competências (no que se é capaz de fazer), e não no desempenho (no que realmente se faz).

A valorização das competências, mais do que dos desempenhos, decorre também da necessidade de um maior controlo social das capacidades para o desempenho, do enorme número de candidatos a avaliar e da necessidade de se fazerem comparações e diferenciarem os desempenhos dos profissionais (classificação por classes).

Os métodos mais utilizados são os mini casos clínicos ou os OSCE (*Objective Structured Clinical Examination*). Este último tipo de exame permite avaliar uma ampla amostra de situações e é uma prova bastante fiável, uma vez que os avaliadores são habitualmente treinados. Uma limitação apontada a este método, à semelhança dos mini casos clínicos, é poderem reduzir os cenários clínicos a listas de verificação por serem desenvolvidos *in vitro* (ver texto 30).

Quando avaliar?

Formalmente, quanto ao momento de execução, a avaliação pode ser final ou contínua. A avaliação final é realizada num momento único, por exemplo, no final de um estágio, e habitualmente traduz uma avaliação sumativa. A avaliação contínua é realizada em diferentes momentos, ocorre de forma transversal ao longo do estágio e permite incorporar diferentes elementos, como a capacidade de execução técnica ou as relações humanas no local de trabalho. Esta avaliação encerra frequentemente uma avaliação final, como forma de resumo do que foi sendo avaliado.

Sugere-se que os orientadores façam a avaliação do percurso formativo dos internos em vários momentos ao longo do estágio, seja informalmente, seja formalmente em reuniões destinadas à reflexão conjunta sobre a evolução do interno (avaliação formativa)[(3)].

Mensagens a reter

— A avaliação é parte do processo de aprendizagem e deve ser vista e valorizada como tal.

— Tanto a avaliação formativa como a sumativa são complementares.

— O tipo de competência a avaliar deve determinar o método ou técnica a usar.

— A objetividade da avaliação decorre da triangulação de diferentes métodos e instrumentos de avaliação.

BIBLIOGRAFIA

[1] Cruess, R. L., Cruess, S. R., Steinert, Y. (2016). Amending Miller's Pyramid to Include Professional Identity Formation. *Academic Medicine, 91*(2), 180–185. https://doi.org/10.1097/acm.0000000000000913.

[2] Guilbert, J. J., e World Health Organization. (1998). *Guide pédagogique pour les personnels de santé.* J.-J. Guilbert, 6e éd. Rev. et complétée 1998. Genève: Organisation mondiale de la Santé.

[3] Shumway, J. M., e Harden, R. M. (2003). AMEE Guide No. 25: The assessment of learning outcomes for the competent and reflective physician. *Medical Teacher, 25*(6), 569–584. https://doi.org/10.1080/0142159032000151907.

29. EXAMES ESCRITOS

Isabel Santos

Resumo

Apesar de os orientadores serem maioritariamente chamados a fazer avaliação formativa, são cada vez mais envolvidos nos processos de certificação ou em avaliações de competência parcelares que requerem algum tipo de exame escrito. Os exames escritos só avaliam conhecimentos. Para as outras componentes das competências existem métodos de avaliação mais adequados. Este texto pretende informar orientadores ou tutores sobre o que podem esperar deste tipo de exames.

Perguntas-guia

1.ª — Que formatos de perguntas escritas estão disponíveis?
2.ª — Que tipos de testes escritos se aplicam ao treino de especialistas?
3.ª — Quais os mais adequados?

Introdução

A maioria dos orientadores e tutores, convocada a avaliar a competência dos internos ou alunos, manifesta frequentemente desconforto no uso das ferramentas de avaliação educacional. Na realidade, a sua formação foi feita para usar ferramentas de diagnóstico clínico. Em Portugal é pedido aos orientadores de internos e aos tutores de alunos que avaliem vários domínios interrelacionados da competência: conhecimento médico, comunicação, procedimentos técnicos, profissionalismo, aprendizagem e melhorias baseadas na prática clínica, e que colaborem na análise e correção de ensaios ou na elaboração de diferentes formatos de perguntas para os exames escritos.

A maioria da participação dos orientadores na avaliação de conhecimentos realiza-se mediante provas orais ou avaliação de relatórios, sendo que, no dia-a-dia, no hospital ou centro de saúde, nas visitas às enfermarias ou nas consultas, sempre que o orientador interroga um aluno ou interno sobre um dado procedimento com um doente está a avaliar conhecimentos. O ato de avaliação diária, ao indicar se o formando possui os conhecimentos que é suposto dominar, tem o propósito de ajudar ao desenvolvimento e progressão da aprendizagem. Considera-se, por isso, parte da avaliação contínua formativa, que permite planificar e reorientar a formação sempre que necessário.

Se a avaliação é feita com um intuito sumativo e não formativo, por exemplo, nos exames de licenciatura, mestrado ou certificação profissional, exige-se que os métodos tenham rigor psicométrico. A avaliação sumativa não tem como objetivo fornecer *feedback* para orientar e corrigir, mas como os alunos e internos tendem a estudar e aprender o que se espera nas provas de conhecimento, a avaliação sumativa acaba por conduzir à aprendizagem (ver texto 28).

Os exames escritos estão muito difundidos e gozam de popularidade porque são um bom método para apreciar conhecimentos. Podem também ser económicos, o que não é despiciente, e, se estiverem bem desenhados, podem ter grande fiabilidade (estabilidade, reprodutividade, precisão) e medir muitos aspectos do raciocínio clínico.[1] Apesar de ainda não se dispor de evidência que correlacione os exames escritos com a competência global[2], há hoje evidência suficiente sobre a interdependência entre este tipo de exames e a qualidade da prática clínica posterior, e com a valorização atribuída pelos pares. É, por isso, indispensável complementar o método de avaliação de provas escritas com outros métodos de avaliação, ou só seria avaliada uma fatia da competência (ver texto 28). A necessidade de abrangência e fidedignidade exige sistemas de avaliação mistos, que utilizem diferentes métodos.

Sobre as perguntas dos exames escritos

Quando se faz uma pergunta, tem de se pensar porque é feita e o que se deseja obter. Ou seja, tem de se refletir na sua validade e capacidade para medir o que realmente se pretende. As perguntas tanto servem para avaliar a capacidade de recordar factos, como a compreensão e aplicação de conceitos e princípios, ou ponderar sobre o modo como é utilizada a informação disponível, o que é fulcral em medicina. A sua utilização para avaliar a destreza técnica ou atitudes profissionais é muito menos relevante.

Os exames escritos são normalmente classificados em abertos ou de escolha múltipla. As perguntas podem ser «ricas em contexto», «pobres em contexto» ou desprovidas de contexto[3]. As perguntas inseridas na descrição de um contexto clínico rico convidam a processos cognitivos mais complexos, característicos da prática clínica. Já as desprovidas de contexto ou com descrições pobres só servem para testar conhecimento factual básico, não avaliando a transferibilidade do conhecimento para os problemas clínicos reais. Outra característica importante das perguntas é a sua capacidade para produzir fenómenos de reconhecimento automático da resposta considerada correta. Por isso, é preciso particular atenção nas perguntas cuja descrição do contexto ofereçam pistas para a resposta. Outro fator a considerar é a seleção e o grau de dificuldade das perguntas. Assim, é sempre importante, num processo de construção de exames escritos, conhecer como diferentes examinadores classificam as perguntas. A sua fiabilidade depende da consistência, ou seja, da variação da apreciação, feita por diferentes examinadores. Para além da estabilidade da pergunta no que respeita ao seu conteúdo, área de conhecimento a avaliar e grau de dificuldade, importa ainda conhecer o seu grau de precisão em termos de resultado, ou seja, a sua dependência da subjetividade dos examinadores. As perguntas nas quais se elege uma resposta predeterminada estão livres dos efeitos da subjetividade dos examinadores. Nas perguntas de resposta curta este efeito pode ser controlado, mas nas que exigem respostas longas, além do tempo que levam a corrigir, existe esta limitação.

Como já referido, ao escolher as perguntas a inserir num exame escrito é preciso considerar o tempo que requer a sua correção. Quanto maior for o tempo de correção, menos perguntas poderá conter o exame e, consequentemente, menor será a sua abrangência e representatividade do leque de conhecimentos que caracteriza a disciplina ou especialidade.

Tipos de exame

Quando se escolhe o tipo de exame escrito tem de se considerar o propósito da avaliação, a validade e a fiabilidade. Os exames considerados objetivos têm uma resposta selecionada ou pré-resposta, não dando lugar a diferenças na avaliação por parte dos examinadores, pois todos têm a mesma «chave» das respostas adequadas. Estes exames são constituídos por quatro diferentes tipos de perguntas: pergunta de escolha múltipla, de resposta curta, de verdadeiro ou falso ou de correspondência. Outro tipo de exames escritos é estruturado por perguntas de resposta livre ou de resposta construída, em que a reposta pode ser mais ou menos longa. Se a resposta for muito longa, está-se perante uma prova tipo ensaio/ dissertação, ou de projeto, se a resposta carecer da realização de uma tarefa (ver texto 20). Os exames construídos com perguntas de resposta selecionada ou pré-resposta abarcam um leque maior de conhecimentos (Quadro I).

Quadro I — Diferenças entre exames tipo ensaio e tipo pré-resposta de escolha múltipla (PEM)

Exames com perguntas de resposta tipo PEM		**Exames de resposta livre ou de tipo ensaios/dissertações**	
Vantagens	Inconvenientes	Vantagens	Inconvenientes
Úteis para avaliação da aplicação de conhecimentos em situações concretas	Possível fenómeno de reconhecimento automático de respostas	Mostram a linha de raciocínio	Difíceis de avaliar
Fáceis de classificar	Difíceis de construir	Servem para valorizar a organização das ideias e a capacidade de expressão das mesmas	Classificações diferentes entre examinadores
Servem para avaliar uma área ampla de conhecimentos — representatividade	Não servem para avaliar a expressão de ideias nem o processo de raciocínio	Fáceis de construir	Só avaliam uma dada área limitada, não representativa, do conhecimento necessário
	Não servem para avaliar áreas de conhecimento para as quais não existe uma resposta incontestavelmente certa (ética por exemplo)		

Os exames construídos com perguntas de escolha múltipla de resposta única ou de múltipla escolha (PEM) usados na avaliação podem abranger muitas áreas de conteúdo e ser administrados num curto espaço de tempo. Quando se deseja abarcar um vasto leque de conhecimentos, podem misturar-se vários tipos de perguntas (Quadro II).

Quadro II — Tipos de perguntas para exames

Tipos de perguntas	Domínio	Utilização	Limitações	Vantagens
Perguntas de escolha múltipla	Resolução de problemas	Avaliação sumativa em cursos ou estágios: certificação	Dificuldade em fazer as perguntas, sobretudo as pertencentes a determinadas áreas do saber; pode parecer artificial e difícil de contextualizar em situações reais. Envolve muita técnica e muito tempo de modo a ficar bem feita	Pode avaliar muitas áreas de conteúdo em relativamente pouco tempo e tem alta confiabilidade. Rapidamente pontuável, manual ou eletronicamente
Perguntas de correspondência ou de associação	Raciocínio clínico, capacidade de resolução de problemas	Certificação	Ainda não foi comprovada a transferência para a vida real	Avalia a capacidade de resolução de problemas clínicos. Evita dicas. Pode ser avaliado por computador
Perguntas de resposta curta (texto, numéricas)	Habilidade para interpretar testes diagnósticos, capacidade de resolver problemas, aptidões de raciocínio clínico	Avaliação sumativa e formativa em cursos e estágios	A fidedignidade depende do treino de quem corrige	Evita dicas e ajudas. Avalia a interpretação e habilidade de resolução de problemas. Útil quando é essencial obter uma resposta espontânea

Perguntas de verdadeiro/ falso	Memorização de conhecimento factual básico	Avaliação sumativa e formativa em cursos e estágios, particularmente em níveis de formação inicial	É difícil que as afirmações sejam inequivocamente verdadeiras ou absolutamente falsas. Mais difíceis de escrever e mais suscetíveis a dicas. Menos discriminativos.	Avalia capacidade de memorização, o que pode ser útil em alguns contextos não clínicos. É possível cotar individualmente cada afirmação, se relevante.
Perguntas de desenvolvimento ou resposta construída — Ensaios/ relatórios	Síntese de informação, organização e capacidade de expressão de ideias; interpretação (da literatura médica); interpretação e análise de trabalho	Cursos pré-clínicos. Uso limitado nos estágios. Formação em contexto de trabalho	Consome muito tempo a fazer e corrigir; exige muito trabalho para se conseguir que as pessoas que corrigem e classificam usem os mesmos critérios (baixa fidedignidade entre classificadores)	Evita dicas e ajudas. Avalia processos cognitivos de ordem superior

Para superar os problemas associados aos quatro tipos de perguntas dos exames escritos ditos objetivos desenvolveram-se outros formatos de perguntas com pré-resposta ou de resposta selecionada. Estes introduzem modificações nos modelos clássicos anteriores, no sentido de melhorar as propriedades das perguntas e mitigar as desvantagens, como sejam «Extended Matching Questions» ou as «Key features questions» ou «Script-concordance questions».[4] Porém, como estes modelos são mais difíceis de elaborar, é compreensível que o formato de perguntas mais usado nos exames escritos seja o de escolha múltipla com uma única resposta correta.

Perguntas de escolha múltipla (PEM)

A estrutura ou anatomia básica de uma pergunta deste tipo é a descrita na figura seguinte (Figura 1). A vinheta descreve um caso clínico, contendo toda a informação necessária para que se possa responder à pergunta feita.

Figura 1 — Anatomia de uma pergunta de escolha múltipla de escolha única

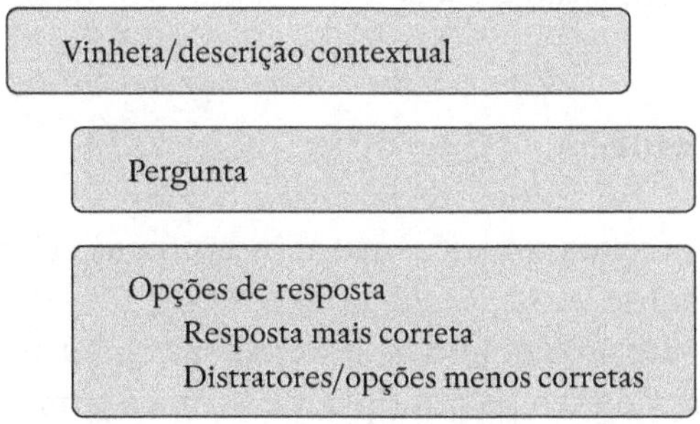

Neste tipo de perguntas não existem absolutos. Isto significa que, apesar de existir uma opção de resposta mais correta que as restantes, todas as opções menos corretas devem ser plausíveis e a pergunta deve passar no «CoverTest». Ou seja, o avaliado deve ser capaz de responder após leitura da vinheta e da pergunta, sem consultar as opções apresentadas de resposta. Pretende-se assim reduzir o efeito da sorte na resposta à questão, focando a avaliação na competência de raciocínio clínico do avaliado e de transferibilidade do conhecimento para a prática clínica. No desenho de perguntas deste tipo, há que ter particular atenção à evicção de dicas não intencionais, em benefício dos avaliados, e à complexidade desnecessária, em prejuízo dos avaliados (ver nota 4).

Exemplo de caso

Luísa, 20 anos, G0P0, vem a uma consulta de planeamento familiar. Refere irregularidades menstruais e está preocupada com as borbulhas no rosto e dorso, bem como com o cabelo que está a ficar muito fraco. O exame objetivo revela PA 132/86 mmHg, IMC 35 kg/m^2, pilosidade excessiva nos membros superiores e face, alopecia de características androgenéticas e acne. Tem sinais de acanthosis nigricans *e múltiplos fibromas moles nas axilas e pescoço.*

Dos seguintes, qual é o diagnóstico mais provável?

a) Doença de Addison.

b) Hiperplasia suprarrenal congénita.

c) Síndrome de Cushing.

d) Síndrome do ovário poliquístico.

Os erros frequentes a favor do avaliado são a utilização de pistas lógicas, de sintaxe, gramatical, convergência, repetições de palavras, opção correta mais detalhada e utilização de absolutos (sempre/nunca).

Mensagens a reter

— Os exames escritos constituem um instrumento importante de avaliação de conhecimentos.

— Os exames escritos objetivos devem ser constituídos por diferentes tipos de perguntas de escolha múltipla, de forma a aumentar a abrangência do exame e a sua validade.

— Os exames escritos são um método complementar de outros métodos avaliativos.

— Os exames escritos ainda não oferecem solução quanto à avaliação do raciocínio clínico nos casos complexos e ambíguos de muitas situações clínicas que se apresentam na prática diária.

BIBLIOGRAFIA

[1] Cox, M., Irby, D. M., Epstein, R. M. (2007). Assessment in Medical Education. *New England Journal of Medicine, 356*(4), 387–396. https://doi.org/10.1056/NEJMra054784.

[2] Schuwirth, L. W., van der Vleuten, C. P. (2004). Different written assessment methods: what can be said about their strengths and weaknesses? *Med Educ, 38*, 974–9.

[3] *Idem*. Direção da Educação Médica da Faculdade de Medicina. (2009). Testes escritos: que formato escolher? *Essências EDUcare*. https://www.uc.pt/fmuc/gabineteeducacaomedica/fichas pedagogicas/Essencia10.

[4] NBME. NBME® ITEM-WRITING GUIDE. Constructing Written Test Questions for the Health Sciences. https://www.nbme.org/item-writing-guide.

30. *OBJECTIVE STRUCTURED CLINICAL EXAMINATION* — OSCE

António Pêgas, Rita Viegas e Tatiana Consciência

Resumo

Neste capítulo clarifica-se o que é o **OSCE (*Objective Structured Clinical Examination*)** e como o utilizar, enunciando o potencial, as vantagens e limitações da sua implementação no âmbito da formação médica pré e pós-graduada, em particular na formação em Medicina Geral e Familiar (MGF).

Perguntas-guia

1.ª — O que é um OSCE?
2.ª — Porquê utilizar OSCE no internato médico e quando?
3.ª — Quais os passos para o implementar e erros a ter em atenção?

O que é um OSCE?

O OSCE é um método descrito e implementado na década de 70 do século xx por Harden[1], para superar os exames puramente baseados no conhecimento e aumentar a objetividade das avaliações de desempenho na formação médica.

Consiste num conjunto de estações estruturadas, a partir de situações clínicas simuladas, com duração determinada e validadas por critérios objetivos para cada tarefa. Os avaliados passam por todas as estações e desempenham tarefas clínicas que resultam na demonstração de competências e atitudes. Os avaliadores fazem uma observação direta e objetiva, diminuindo as diferentes variáveis no contexto da avaliação. (Figura 1).

Figura 1 — Representação esquemática de circuito de OSCE

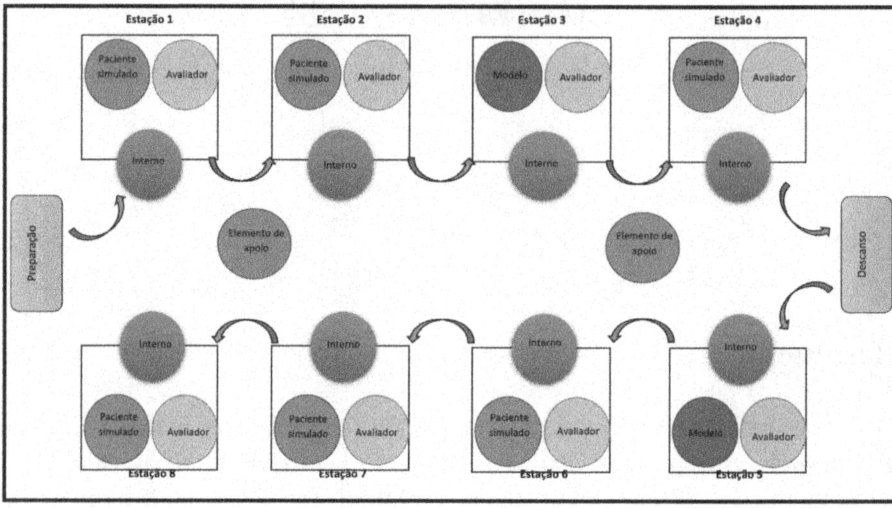

Porquê utilizar OSCE no internato médico?

O OSCE é considerado o *Gold Standard* para avaliar competências clínicas porque permite a observação direta do interno a «mostrar como faz e porque o faz», num cenário simulador do real e sem o risco inerente à prática clínica diária.

Pode ser utilizado para avaliação sumativa ou formativa. O *feedback* imediato sobre o desempenho dos internos incentiva à autorreflexão e à eventual modificação de comportamentos, promovendo a aprendizagem futura. O formando também pode dar *feedback* ao formador em relação ao que ainda poderá ser necessário para adquirir determinada competência.[2]

Quando utilizar?

O OSCE serve para a avaliação de competências clínicas, nomeadamente:

- Habilidades de comunicação (ex.: entrevista motivacional, comunicação em consultas «difíceis», comunicação de risco, consentimento informado, etc.);

- Técnicas de exame físico ou procedimentos técnicos (ex.: técnicas no âmbito do planeamento familiar, infiltrações periarticulares, aplicação de protocolos de urgência);
- Atitudes para interagir efetivamente com pacientes e profissionais de saúde (ex.: ética profissional, sigilo médico).

A possibilidade de uma avaliação tão diversificada, num único momento, é apelativa. Porém, deve ser preferencialmente utilizada quando outros métodos não permitirem a validação fidedigna de determinada competência. O OSCE não substitui ferramentas utilizadas para avaliação do conhecimento nem satisfaz todas as necessidades de avaliação de um programa curricular. Há que considerar os desafios inerentes à sua implementação e é necessário reconhecer que este método tem vantagens e limitações (Figura 2)[3].

Figura 2 — Resumo das vantagens e limitações do OSCE

VANTAGENS	LIMITAÇÕES
Objetividade, reprodutibilidade e validade	Dificuldade na concretização (logística, recursos humanos e materiais)
Versatilidade	Dificuldade no desenvolvimento (criação de materiais, ensaio, validação e aferição)
Teste simultâneo de um grande número de examinandos	Existência de patologias e situações de difícil simulação
Garantia de segurança do doente (pacientes simulados)	Custo-efetividade (só se aplicada a múltiplos examinandos)
Impacto educacional positivo se complementado por *feedback* (orientandos e orientadores)	Grelhas de avaliação quando «conhecidas» tornam OSCE «testes de memória», e não de competência

Como fazer?

A planificação e a organização são basilares. De forma simplificada, podem ser definidas as seguintes etapas de desenvolvimento de um OSCE:

1. *Blueprinting**: rever os objetivos de aprendizagem do currículo, definir áreas de conhecimento/habilidades e o nível de aprendizagem em que serão testadas;

* *Blueprint*, de acordo com o glossário de termos educacionais de Ku Leuven, é uma representação concisa e eficaz da lógica de um programa. Mostra o que um programa deseja alcançar e como a sua estrutura contribui para esse objetivo. Ver: https://www.kuleuven.be/english/education/educational-glossary/educational-glossary-b/blueprint).

2. Definir o número de estações e a sua duração;
3. Desenvolver cada uma das estações;
4. Recrutar e treinar avaliadores, colaboradores e pacientes simulados;
5. Preparar o espaço e compilar os materiais necessários;
6. Ensaiar, testar e pedir *feedback*;
7. Implementar.

Passos para desenvolver uma estação

A elaboração de uma estação OSCE passa por: definir a área de aprendizagem curricular e da habilidade específica a testar; redigir a estação (inclui descrição do cenário clínico simulado, instruções detalhadas para todos os intervenientes e grelha de avaliação); identificar os recursos humanos e materiais necessários e assegurar a revisão e validação.

Apresenta-se abaixo o exemplo de uma estação OSCE de «comunicação de má notícia», na qual se abordam alguns detalhes a considerar na sua elaboração.

1) Antes de entrar na estação: o interno recebe informação sobre a estação que deverá ser clara, concisa, conter as tarefas específicas a realizar e o tempo limite de prova (Figura 3). Esta informação deve estar disponível dentro da sala onde decorre a estação.

Figura 3 — Informação sobre a estação para o interno

O Sr. Bruno Martins recorre à sua consulta para saber o resultado de um teste de VIH que fez na semana passada. O resultado da análise é positivo.

Tarefa:

Colha a história que achar necessária.
Transmita a notícia de que o resultado é positivo.

Esta estação tem a duração de 6 minutos.

Fonte: material cedido pela Faculdade de Medicina e Ciências Biomédicas da Universidade do Algarve.

2) Instruções para o avaliador: fornecer orientações sobre a conduta do avaliador e as informações disponibilizadas ao interno para o

avaliador ter conhecimento. O avaliador deve intervir o mínimo possível e se o interno fizer algo diferente do pedido deve convidá-lo a ler novamente as instruções.

3) Instruções para o paciente simulado (Figura 4): devem ser detalhadas para que seja capaz de responder fluentemente a qualquer questão. O paciente simulado só responde ao que lhe é questionado e só faz o que lhe é expressamente pedido. Deve ter acesso prévio à grelha de avaliação para saber o que é pontuado, de modo a não prejudicar ou favorecer o interno.

Figura 4 — Instruções para o paciente simulado

O seu nome é Bruno Martins, tem 28 anos, professor de português, solteiro, com múltiplas parceiras sexuais do sexo oposto, e vem saber o resultado de um teste ao VIH (que será positivo para a doença). Esteve recentemente de férias em Ibiza, onde teve relações sexuais com múltiplas parceiras, sem proteção. Está ansioso, mas com grande esperança de que o resultado seja negativo e tudo não passe de um susto.

O que já sabe sobre a doença:

- VIH é o vírus que provoca sida quando não tratado.
- A doença é mortal quando não tratada.
- Pensa que já existem tratamentos, mas não sabe pormenores.
- Pensa que só se apanha quando se tem relações sexuais muitas vezes com uma pessoa infetada — estranha um pouco se lhe disserem que basta uma vez.

Ao ouvir o resultado:

- Reage incrédulo e começa a chorar compulsivamente durante alguns segundos.
- Depois de acalmar um pouco, pergunta se vai morrer.
- Pergunta se terá dinheiro para os medicamentos
- Pergunta o que será da sua vida, chora novamente.
- Diz que não consegue ouvir mais nada e prefere ir embora
- O estudante deve oferecer a oportunidade de regressar noutro dia

Quando questionado se tem alguém que o acompanhe deve dizer que não e aceitar ficar numa sala até se acalmar antes de ir embora.

Fonte: material cedido pela Faculdade de Medicina e Ciências Biomédicas da Universidade do Algarve.[4]

4) Grelha de avaliação: incluir os itens-chave tendo em conta os objetivos da estação e garantir que refletem os conteúdos e a forma de execução. Os itens devem estar dispostos na mesma sequência em

que os procedimentos são executados. Cada linha da grelha contém apenas um comportamento observável. Se existirem diferentes formas válidas de proceder, estas deverão estar identificadas, assim como as respetivas orientações para o avaliador. A abordagem centrada no paciente deve ser valorizada independentemente do cenário, dando, inclusive, ao paciente simulado alguns dos pontos a atribuir. Conforme exposto na Figura 5, cada item deve ser pontuado quando a tarefa é cumprida e observada pelo avaliador como estando de acordo os critérios preestabelecidos.

Figura 5 — Grelha de avaliação por itens/*checklist*

1	Apresenta-se corretamente — nome e função (1) Confirma o nome do paciente (1).	2	1	0
2	Explica o objetivo da entrevista (1) e obtém consentimento (1).	2	1	0
3	Pergunta ao paciente se deseja a presença de alguém (familiar/amigo).		1	0
4	Tenta perceber se o paciente sabe porque fez a análise.		1	0
5	Tenta perceber o que o paciente já sabe acerca do VIH (pontuar apenas se a questão for realizada antes de dar a má notícia).		1	0
6	Corrige perceções erradas acerca da doença.		1	0
7	Indica que as notícias não são boas («frase de aviso») antes de transmitir os resultados.		1	0
8	Faz uma pequena pausa entre a frase de aviso e a transmissão dos resultados — para que o paciente se possa preparar.		1	0
9	Transmite o resultado da análise de forma clara.	2	1	0
10	Permite que o paciente se expresse (chore, queixe) sem o interromper precocemente.		1	0
11	Fornece a informação relevante, de forma progressiva e simples, conforme o que lhe vai sendo solicitado.	2	1	0
12	Percebe que o paciente não está a conseguir assimilar a informação, sugere/aceita adiar a conversa (1) mostra disponibilidade para outro dia (1).	2	1	0
13	Verifica/assegura a necessidade de acompanhamento/suporte depois da consulta.		1	0

	Aspectos gerais			
14	A consulta decorre de uma forma organizada e sistematizada.	2	1	0
15	Tenta perceber quais as expectativas/preocupações do paciente (1) e responde-lhes de forma adequada, não as desvalorizando (1).	2	1	0
16	Utiliza frases curtas, linguagem simples e objetiva, para que a paciente perceba.	2	1	0
17	Tem um diálogo positivo, mas realista.	2	1	0
18	O interno foi empático (**Avaliação pelo doente simulado)**.	2	1	0

Fonte: material cedido pela Faculdade de Medicina e Ciências Biomédicas da Universidade do Algarve.

A frequente partilha das grelhas de avaliação em grupos de internos, para além de desvirtuar o método de avaliação, obriga a criar um grande número de novas estações para seja possível manter uma dinâmica de surpresa em relação ao cenário clínico a avaliar com o OSCE. Com o conhecimento das grelhas, alguns internos tendem também a empenhar-se mais em memorizar os itens cotados do que em adquirir e melhorar as competências clínicas. A solução encontrada foi a conversão das grelhas de avaliação por itens em grelhas de avaliação por domínios, que vieram a demonstrar ter melhor correlação com o desempenho clínico. Para cada estação serão aplicados alguns domínios, de um conjunto alargado predefinido (Figura 6).

Figura 6 — Grelha de avaliação por domínios

Domínios		**1**	**2**	**3**	**4**	**5**
1	**Condução global da consulta** — apresentação, confirma identidade, pede consentimento, empatia, fluência, confiança, gestão de tempo, verifica identidade do resultado da análise disponibilizada antes de abordar, sumário, estabelece plano.	1	2	3	4	5
6	**Conhecimento clínico** — compreende a condição clínica (HIV positivo); reconhece o problema; aplica o conhecimento ao paciente (expectativa pessoal e familiar); conclusão apropriada: se não conclui expressamente que o resultado é inequivocamente HIV positivo < ou = 2 pontos; 1 ponto se considera possível que «pode ter sido engano»	1	2	3	4	5

11	**Partilha de informação** — questão aberta sobre se se recorda do motivo pelo qual fez a análise; questiona se quer saber todos os detalhes sobre o resultado, presença de acompanhante, *warning shot*; dá a notícia de forma clara e direta (sem eufemismo ou rodeios < ou = 2 pontos), evita excessos de linguagem, disponibilidade para dar a má notícia a familiares, se oportuno explica o próximo passo, marca nova consulta, disponibilidade para qualquer situação.	1	2	3	4	5
13	**Comunicação não-verbal** — abordagem calma, olhar atento, comunica olhos nos olhos, linguagem corporal calma, escuta ativa, respeita silêncios, respeita choro; lamenta a notícia que teve de dar, toque oportuno (pressa em terminar; olhar distante, atitude indiferente perante o choro do utente < ou = 2 pontos).	1	2	3	4	5
Avaliação paciente simulado		0	1	2		
Total						

Fonte: material cedido pela Faculdade de Medicina e Ciências Biomédicas da Universidade do Algarve.

Cada domínio é pontuado de 1 a 5 (1, medíocre, 5, excelente). É necessário que os examinadores treinem previamente a avaliação em cenário simulado para estabelecerem critérios uniformes e objetivos de pontuação para cada domínio.

Além do *score soma* resultante das competências práticas observadas em qualquer dos modelos de grelha de avaliação, o examinador avalia também o desempenho global da estação, de modo subjetivo (Figura 7).

Figura 7 — Avaliação global da estação

Avaliação global				
1	**2**	**3**	**4**	**5**
Reprovação	*Borderline*	Satisfaz	Muito bom	Excelente

Esta avaliação global permite determinar o ponto de corte por *borderline regression method*, um método que tem em conta o desempenho do grupo de avaliados em cada estação (Figura 8).

Figura 8 — *Borderline regression method*

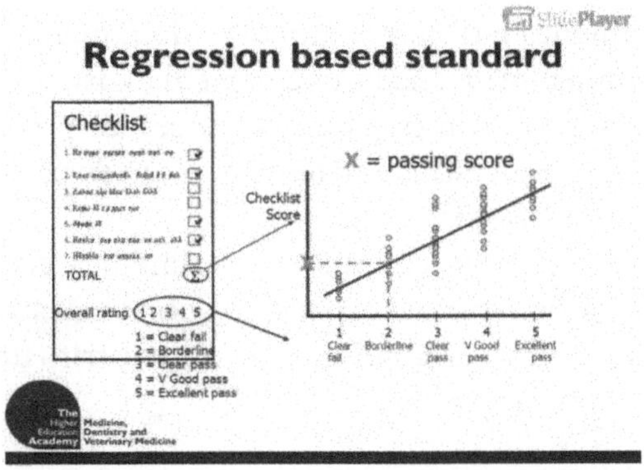

Fonte: https://slideplayer.com/slide/5378347/.

Erros mais frequentes

A desvalorização do volume de trabalho necessário ao desenvolvimento e manutenção dos OSCE, assim como a ausência de reconhecimento e de apoio institucional, são frequentes. A falta de recursos económicos raramente permite a contratação de atores para desempenhar o papel de pacientes simulados, o que aumentaria a qualidade da reprodutibilidade dos cenários. O facto de, na maioria das situações, os OSCE serem produzidos com orientadores voluntários, com pouca disponibilidade de tempo, pode levar a escassos ou nenhuns ensaios antes da implementação do OSCE, o que também não é desejável. Um teste piloto é imprescindível para avaliar e adequar o tempo para a realização da tarefa, o grau de dificuldade, os recursos necessários e a clareza das instruções.

É crucial que os internos tenham contacto com esta metodologia antes do momento de avaliação. Durante o processo de aprendizagem, os internos devem ser expostos a treino simulado assistido como método formativo, com *feedback* estruturado do avaliador.

Mensagens a reter

— O OSCE permite avaliar, em simultâneo, múltiplas competências inerentes à prática clínica do médico de família com fiabilidade e validade.

— Implica uma preparação longa com desenvolvimento de vários materiais por avaliadores habilitados e diferentes fases de ensaio e validação. Envolve o recrutamento e treino de um elevado número de intervenientes entre pacientes simulados, avaliadores e pessoal logístico.

— O OSCE pode ter um impacto educacional positivo na formação pós-graduada se houver investimento na elaboração de estações com cenários realistas, semelhantes à prática da vida real.

— Esta metodologia reforça uma prática médica centrada na pessoa, permite dar *feedback* oportuno e específico sobre o desempenho clínico e recordar ao médico que o seu papel transcende o estrito domínio do conhecimento médico.

BIBLIOGRAFIA

[1] Harden, R. M., Stevenson, M., Downie, W. W., e Wilson, G. M. (1975). Assessment of clinical competence using objective structured examination. *British medical journal*, *1*(5955), 447–451. https://doi.org/10.1136/bmj.1.5955.447.

[2] Boursicot, K. A. M., Roberts, T. E. e Burdick, W. P. (2006–2007). *Understanding Medical Education: Structured assessments of clinical competence.* ASME Association for Study of Medical Education.

[3] Schoenmakers, B., e Wens, J. (2014). The objective structured clinical examination revisited for postgraduate trainees in general practice. *International journal of medical education*, 5, 45–50. https://doi.org/10.5116/ijme.52eb.f882.

31. AVALIAÇÃO DE DESEMPENHO

Maria José Colaço e Marta Marquês

Resumo

A avaliação de desempenho promove o desenvolvimento do interno em formação. Neste texto abordam-se modelos focados na aprendizagem em contexto de trabalho, em que o interno progride sob supervisão numa equipa, num programa estruturado de múltiplas competências, em que o tempo não é critério para a obtenção da certificação.

Perguntas-guia

1.ª — O que é a avaliação de desempenho?
2.ª — Que instrumentos de avaliação estão disponíveis?
3.ª — Como deve um orientador fazer uma informação sobre a avaliação de desempenho?

O que é a avaliação de desempenho?

A avaliação da competência dos médicos é bastante problemática. A competência é a capacidade de fazer em situações de «avaliação controlada». O que o médico faz realmente na sua prática profissional designa-se por desempenho. A competência e o desempenho nem sempre se correlacionam de forma expectável. Enquanto a competência diz respeito ao que se é capaz de fazer em situações ideais, o desempenho é o que se faz no dia-a-dia com as condições existentes, em situação real.

Na prática formativa pré e pós-graduada, há a tradição de converter em juízos de valor a qualidade da atuação dos alunos ou internos durante os seus estágios. No caso dos internatos médicos, estes juízos de valor têm por base a informação sobre os resultados da atividade do interno com os doentes que tem a seu cargo, nomeadamente os indicadores de volume de trabalho, de gestão de cuidados, de processo e de resultados (ver texto 32).

A avaliação de desempenho do interno pelo orientador de formação é realizada em processo contínuo de supervisão clínica, baseada numa relação formando-formador que fornece um contexto de suporte, administrativo e de desenvolvimento contínuo de conhecimentos, aptidões e atitudes[1]. Esta avaliação, que decorre da observação do que que faz o interno, pelo orientador, por outros profissionais da equipa e, até, através da perceção da qualidade de cuidados prestados por parte dos utentes, permite aos profissionais uma reflexão sobre as tarefas e processos do seu trabalho. E é também um mecanismo de controlo e de melhoria da qualidade, tornando-a mais segura e efetiva. A avaliação de desempenho ocorre em momentos sequenciais (Figura 1) correspondentes à observação e respetivo juízo do orientador em relação ao desempenho.

Figura 1 — Objetivos e contextos da Supervisão Clínica em MGF

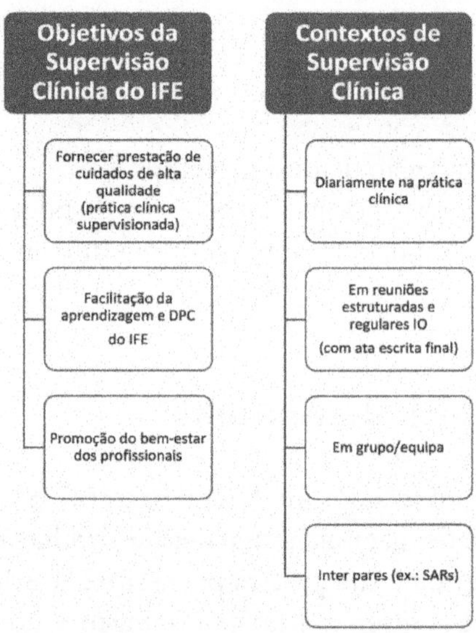

Legenda: IFE — Interno Formação Específica; DPC — Desenvolvimento profissional contínuo, IFE-OF — Interno Formação específica — Orientador de formação; SARs — Sessões de aprendizagem relacional.

Fonte: Adaptado de Health Education and Training Institution (2012). *The superguide: a handbook for supervising allied health professionals* (2ª edição). HETI.[2]

São vários os domínios que a avaliação de desempenho abarca[3]:

- abordagem centrada na pessoa;
- comunicação e domínio das fases da consulta;
- raciocínio clínico;
- priorização de atos;
- profissionalismo e domínio dos comportamentos-chave esperados na prática clínica;
- procedimentos;
- domínio de problemas e de situações com que o médico de família competente se confronta.

A qualidade do que o interno faz durante o estágio está também sujeita a avaliação, tanto na prática formativa pré como pós-graduada.

Fazendo esses estágios de prática profissional parte de um programa de treino e formação, só aparentemente se passam em situação real, pois tanto alunos como internos se encontram sob diferentes tipos de supervisão (ver texto 11 e Figura 2).

Figura 2 — Fases da evolução do interno e tipos de supervisão

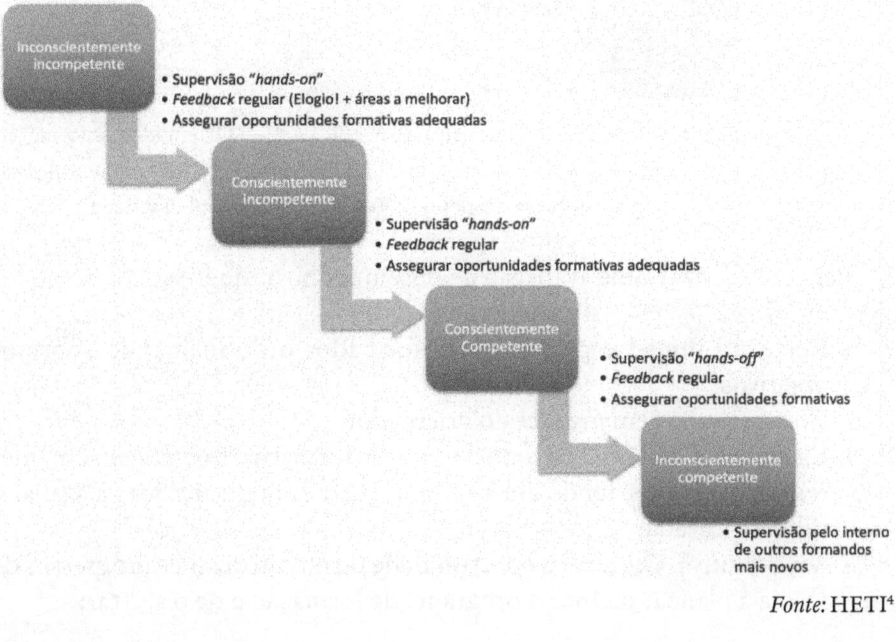

Fonte: HETI[4]

Ao constituir um projeto formativo, é natural que a avaliação tenha um forte impacto pessoal e profissional, pelo que é necessário ter em conta os métodos utilizados e as listas de verificação ou de observação em que estes procedimentos se apoiam.

Como assegurar uma avaliação de desempenho efetiva e justa?

A avaliação de desempenho é uma das principais finalidades da supervisão clínica (Figura 3).

Figura 3 — Tarefas do orientador de formação

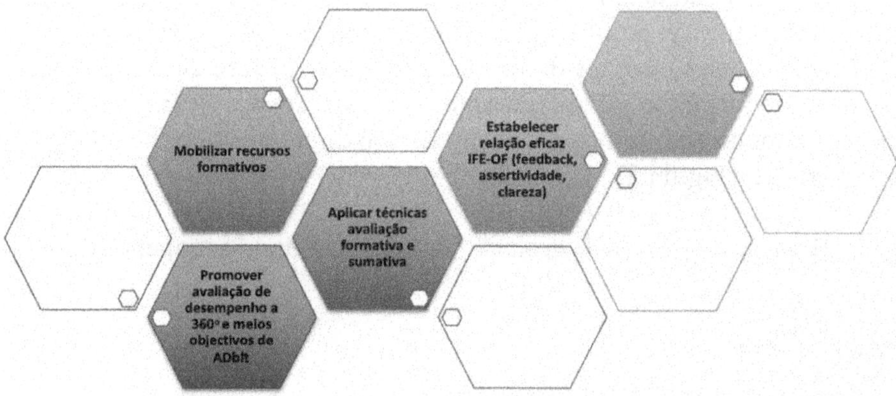

Legenda: IFE — Interno Formação Específica; OF — Orientador de formação.
Fonte: adaptada de Heyrman, J. (2005). *EURACT Educational Agenda.* European Academy of Teachers in General Practice EURACT.[5]

Para concretizar uma avaliação de desempenho, requer-se:

- Reflexão inicial e periódica do formador e do formando sobre os objetivos;
- Competências em *feedback* do orientador;
- Executar-se ao longo de todo o processo formativo (*continuum*) em diferentes contextos, tendo em atenção a vasta lista de aptidões a avaliar e ser estruturada;
- Ser evolutiva. Oferecer a oportunidade de monitorizar os progressos de forma a planear melhor o programa de formação e de o ajustar;

- Recolher evidências, informação fidedigna sobre o que é feito e como é feito;
- Triangulação. É necessário que à observação do orientador se juntem outros informadores-chave e provas produzidas noutros momentos. No sistema atual, este tipo de avaliação, por outros orientadores de estágio, é já requerido e é fomentada a avaliação a 360° em muitos programas. O desafio deste sistema prende-se com o seu rigor, ou seja, com a validade e a fiabilidade da informação recolhida;
- Documentar os progressos.

Que instrumentos de avaliação estão disponíveis?

O orientador de formação tem à sua disposição inúmeros instrumentos de avaliação, que podem ser utilizados em diferentes momentos, e mesmo em simultâneo.

Entre estes, assinalam-se:

- Discussão de casos;
- Videogravações;
- Análise de registos clínicos;
- Observação estruturada da prática clínica (Mini-CEX[6])
- Incidentes críticos;
- Observação direta de procedimentos/competências técnicas;
- Questionários de satisfação dos utentes/doentes;
- Portefólios.

Quais os constrangimentos da avaliação de desempenho no local de trabalho?

Realizar a avaliação de desempenho no local de trabalho, com todas as condicionantes decorrentes do exercício diário da prática clínica, coloca constrangimentos que é necessário ter em atenção, para, antecipadamente, procurar resolvê-los.

Entre os mais notórios estão a ausência ou indisponibilidades do formador ou do formando; a falta de recursos (pacientes, materiais, oportunidades formativas); a atribuição de baixa prioridade à atividade de supervisão clínica e avaliação de desempenho e momentos imprevistos de alteração acentuada nos padrões de prestação de cuidados ou valores sociais (ex.: pandemia pela covid-19).

É também de realçar que existem constrangimentos decorrentes do próprio perfil do formador e da sua preparação para o exercício da supervisão clínica, nomeadamente situações de rigidez, intolerância e irritabilidade, com *feedback* pouco construtivo ou ausente, que criam um ambiente de aprendizagem pouco seguro.

A única forma de ultrapassar estas dificuldades é manter a formação contínua dos orientadores nas competências necessárias para o ensino, no âmbito da sua especialidade. O formador deve atuar como «modelo» numa cultura de elevado profissionalismo, centrada no paciente, capaz de reflexão crítica e orientada para o seu desenvolvimento profissional contínuo.

Mensagens a reter

— A avaliação de desempenho é contínua.

— A avaliação de desempenho apoia-se na observação direta em diferentes ambientes de trabalho e no *feedback* dos profissionais.

— A avaliação de desempenho permite introduzir mudanças para atingir os objetivos de formação.

— O orientador deve manter a sua formação contínua nas competências necessárias para o ensino, no âmbito da sua especialidade, garantindo que atua como «modelo» numa cultura de elevado profissionalismo, centrada no paciente.

BIBLIOGRAFIA

[1] Wearne, S., Dornan, T., Teunissen, P. W., e Skinner, T. (2012). General practitioners as supervisors in postgraduate clinical education: an integrative review. *Medical Education, 46*(12), 1161–1173. https://doi.org/10.1111/j.1365-2923.2012.04348.x.

[2] Health Education and Training Institution. (2012). *The superguide: a handbook for supervising allied health professionals* (2.ª edição). HETI.

[3] Norcini, J., e Burch, V. (2007). Workplace-based assessment as an educational tool: AMEE Guide No. 31. *Medical Teacher, 29*(9–10), 855–871. https://doi.org/10.1080/01421590701775453.

[4] Health Education and Training Institution. (2012). *The superguide: a handbook for supervising allied health professionals* (2.ª edição). HETI.

[5] Hardy, M., e Debbage, S. (2016). *Guidance for Undertaking Clinical Supervision.* https://www.dbth.nhs.uk/.

[6] ABIM (American Board of Internal Medicine — Mini-CEX). https://www.abim.org/program-directors-administrators/assessment-tools/mini-cex.aspx.

32. OS PORTEFÓLIOS COMO PROVA DE QUE SE SABE FAZER BEM

Isabel Santos e Rubina Correia

Resumo

Qualquer processo de certificação de competências requer que o candidato apresente provas do que sabe fazer e do que faz bem. Uma aprendizagem centrada no formando exige modos de avaliação que reforcem a metacognição e a autoaprendizagem, indispensáveis ao desenvolvimento pessoal, institucional e societal. Este texto define o que é um portefólio e as suas principais vantagens, e explora os seus diferentes objetivos, a estrutura e as condições que a sua implementação exige.

Perguntas-guia

1.ª — O que é um portefólio?
2.ª — Quais são as características principais de um portefólio?
3.ª — Qual é o papel dos orientadores na sua construção e desenvolvimento?
4.ª — Quais são as vantagens e as desvantagens da utilização dos portefólios?

Introdução

A palavra «portefólio» tem origem no *dossier* (ou pasta portátil) usado por artistas e arquitetos para compilarem o seu trabalho, com o objetivo de convencer potenciais clientes da sua qualidade. A pasta servia para guardar folhas soltas de papel, desenhos ou fotografias. Nos últimos 30 anos, o uso destas «pastas» em formato *dossier* ganhou popularidade no ensino superior e, recentemente, em formato digital, nos processos de certificação profissional.

Qualquer processo de certificação de competências, para atribuição de um grau de diferenciação ou obter um posto de trabalho, requer que o candidato apresente provas de que sabe fazer e que o faz bem. Os diferentes tipos de taxonomia de aprendizagem destacam a importância da aplicação dos saberes em situação real, do que se pensa saber, realçando a importância da vertente funcional, humanista e de desenvolvimento. Não interessa só fazer bem, mas também ser capaz de analisar e avaliar, de aprender como se faz para se criar e inovar. Mais do que o processo de aprendizagem, importa saber quais são os seus resultados.

A introdução dos portefólios no ensino académico e, mais tarde, na formação pós-graduada foi defendida como instrumento para estimular a reflexão. A recolha de amostras de trabalho, avaliações e outros tipos de artefactos ilustrativos de uma prática exige que as pessoas olhem para o que fizeram e analisem o que realizaram.

Ao defender-se a aprendizagem centrada no formando (ver texto 7), seria lógico solicitar uma forma de avaliação concordante, que reforçasse a metacognição e a autoaprendizagem, ao incluir a reflexão sobre a experiência, e promovesse a responsabilidade sobre as escolhas que se fazem, dando liberdade e autonomia aos formandos para selecionarem da sua prática as melhores provas da sua capacidade.[1]

O que é um portefólio

Um portefólio é uma coleção de documentos de trabalho que mostra o esforço, o progresso e a realização pessoal de um formando inserido num programa formativo. É uma forma de colher e registar informações factuais que demonstram as habilidades e as realizações dos formandos, como pensam, questionam, analisam, sintetizam, produzem, criam e interagem (intelectual, emocional e socialmente) com os outros. Geralmente, são documentos escritos, mas podem ter fotografias, vídeos ou material informático. É também um método de avaliação que permite acompanhar o processo de aprendizagem pelo supervisor e pelo formando, permitindo a introdução de mudanças ao longo de um processo.

Um portefólio não substitui um currículo nem um *logbook*[2], mas pode complementá-los. Um currículo apresenta um histórico de trabalho, uma visão geral da experiência, das habilidades e qualificações colecionadas. Um *logbook* é um conjunto de objetivos educacionais que estruturam um programa formativo, tendo em vista assegurar bons resultados de aprendizagem. Um portefólio é um diário de bordo, uma coleção de eventos documentados que evidenciam a progressão do formando na execução das competências descritas no *logbook*. Foca-se no presente, numa determinada área ou áreas, fornecendo informações complementares sobre a personalidade do seu autor e a sua ética de trabalho.

A responsabilidade na realização de um portefólio é do formando, mas, no contexto dos internatos médicos, o orientador deve proporcionar experiência, em quantidade e qualidade, conferindo objetivo formativo às mesmas, proporcionar *feedback* e facilitar a reflexão mediante análise crítica do formando.

No caso dos internatos médicos, um interno tem vários orientadores ao longo da sua formação, sendo um deles o «principal». É esse orientador que planeia, juntamente com o interno, o seu percurso formativo, cabendo-lhe supervisionar o portefólio que o interno for construindo.

A utilização de portefólios tem vantagens e desvantagens (Quadro I).

Quadro I — vantagens e desvantagens dos portefólios

Principais vantagens	Principais desvantagens
• Reconhece e promove a aprendizagem reflexiva. • Tem por base a experiência. • Reflete diferentes tipos de aprendizagem. • O tipo de evidências recolhidas adapta-se a diferentes contextos. • Representa uma oportunidade de autoexpressão e promove a criatividade. • Pode ser um modelo a usar durante toda a vida profissional.	• Exige tempo por parte do corpo de formadores para preparar a tarefa e ajudar os formandos a criá-los. • A logística pode ser um desafio. • Os formandos têm de reter e compilar o seu próprio trabalho. • A transferência de local de trabalho pode acrescentar dificuldades. • As exigências de armazenamento e organização.

Estrutura e formatos de portefólios

Existem três diferentes modelos de portefólios: mostruário, desenvolvimento e de avaliação. Na realidade, os portefólios são multifuncionais e a sua estrutura depende, em primeiro lugar, do propósito a que se destina: desenvolvimento e progressão ou certificação (avaliação sumativa).

Tendo como objetivo o **desenvolvimento** da aprendizagem, o portefólio pode ser usado para:

1. Avaliar o progresso de aprendizagem — agrupar informações que permitem monitorizar a aquisição de competência para autoavaliação e avaliação pelo orientador.
2. Promover o desenvolvimento pessoal e profissional — promover a capacidade para observar e analisar criticamente a própria conduta, crenças, emoções e experiências em determinados contextos. Aprender a partir do que se faz.
3. Guiar o processo formativo — conhecer os aspectos do programa cobertos e os deixados a descoberto.

A utilização de portefólios com o objetivo da **avaliação sumativa**, a certificação, é comum em diversos países, mas a sua fiabilidade é contestada.[3] Inicialmente foram usados para fins formativos e, mais tarde, passaram a ser também utilizados com o propósito de se obter um diploma de médico apto a praticar uma dada atividade ou especialidade. No Reino Unido, é usado como instrumento de avaliação de competências dos médicos em exercício há mais de dez anos, que tenham percorrido um caminho paralelo ao esquema de formação estruturado, no processo de recertificação dos médicos especialistas e como forma de aceder ao Certificado de Conclusão de Treinamento (CCT), que permite aceder, no caso dos Médicos de Família/*General Practitioners*, ao mercado de trabalho.[4]

Os portefólios podem, igualmente, assumir diferentes formatos, nomeadamente o livre ou o estruturado. O formato livre é usado se o propósito do portefólio for o desenvolvimento. O formando decide as provas que evidenciam os seus progressos, assim como o que decide registar. Nesta situação, estes *dossiers* podem incluir:

- Relatos de estágios;
- Planos de formação acordados entre interno e orientador;
- Registos de casos clínicos;
- Registos de procedimentos diagnósticos ou de tratamento executados;
- Registos de cursos, seminários ou conferências a que se assistiu;
- Registos de avaliação já realizados;
- Projetos de investigação, publicações ou comunicações em congressos;
- Videogravações de interações com doentes ou de sessões de grupo (se autorizadas);

- Registos clínicos de doentes;
- Reflexões sobre a evidência das ações que reflitam o seu desenvolvimento.

O risco associado ao formato livre é a ocorrência de redundância e obter-se um volume que pode ser excessivo ou escasso. Uma forma de mitigar a anterior situação será alertar para a necessidade de as provas serem congruentes com os objetivos de formação, com as competências a adquirir e de terem como referência o programa formativo.

O formato estruturado assenta sobre o programa de formação, orientando sobre o tipo e a quantidade de evidência que o portefólio deve conter. No sistema de formação pós-graduada português, os resultados de aprendizagem demonstrativos da competência são, na sua maioria, predeterminados pelos formadores, em vez de serem selecionados pelos formandos, e assumem a forma de documento escrito designado relatório de atividades. Estes relatórios, que podem ser considerados uma aproximação aos portefólios pré-formatados, são organizados por área de intervenção, com diversas atividades, sem que exista procura de congruência entre as atividades realizadas e as competências que devem ser demonstradas. Os formandos têm autonomia e responsabilidade reduzidas na escolha dos seus produtos de aprendizagem.

Elaboração de um portefólio

Um número crescente de instituições opta por trabalhar com plataformas eletrónicas, em vez de portefólios em papel. A razão desta preferência prende-se com o volume de informação, na medida em que os portefólios em papel são difíceis de armazenar e transportar. Já um portefólio eletrónico pode usar hiperligações, tornando mais fácil fazer conexões entre evidências, o que dá uma imagem mais rica do trabalho (Quadro II).

Quadro II — Vantagens e desvantagens do portefólio eletrónico

Vantagens	Desvantagens
• Fácil de compartilhar com vários leitores em simultâneo. • Permite o uso assíncrono para formandos e formadores. • Permite envios de produtos multimédia (videogravações). • Oferece estratégias de busca para facilitar o acesso aos materiais. • Facilita a atualização de entradas. • A criação de *links* de navegação pode ajudar os formandos a ver como se interrelacionam as suas experiências. • Oferece a oportunidade de melhorar e demonstrar as habilidades tecnológicas.	• É necessário tempo para dominar o *software*. Os formandos podem não ter conhecimentos de informática suficientes para mostrar o seu trabalho adequadamente. • Formadores e formandos podem ter relutância em aprender um novo programa de *software*. • Requer experiência em TI e requer que seja dado suporte a formandos e formadores. • O custo associado ao desenvolvimento de uma plataforma interna ou à compra de um produto comercial pode ser elevado. • O custo associado à manutenção do *software* dos portefólios. • Necessidade de suporte e treino contínuos. • Um público externo pode não ter acesso a *software* proprietário. • O *software* proprietário pode prejudicar a portabilidade. • Requer grandes quantidades de espaço no computador. • Privacidade e segurança. Quem tem acesso ao portefólio?

Várias questões se colocam sobre o portefólio: qual o tipo de *software* a usar para o criar? Quanto custa e quem irá instalá-lo? A instituição dispõe de pessoal informático para suportar *e*-portefólios? Quem vai ensinar formandos e formadores a usar a tecnologia necessária para criar e visualizar os *e*-portefólios?

Muitas instituições de ensino superior e outras instituições, como a Ordem dos Médicos ou algumas Administrações Regionais de Saúde, dispõem de *software* de apoio à aprendizagem. A mais usada é o MOODLE, acrónimo que significa «Modular Object-Oriented Dynamic Learning Environment». Acessível através da Internet ou das redes locais, é usada principalmente num contexto de *e-learning ou b-learning*, permitindo a criação de cursos *online*, páginas de disciplinas, grupos de trabalho e comunidades de aprendizagem, e portefólios.

Os formandos não devem alterar a estrutura básica do seu *e*-portefólio, pois muito «toque pessoal» pode resultar num portefólio que carece de foco e coesão, e devem ter presente que este deve ser navegável.

Elementos-chave do portefólio

Deve ser organizado por **competências** (ver texto 7). Quando exista um perfil profissional por competências ou *logbook*, este deve servir de base à sua estruturação e as atividades do programa formativo devem ser pensadas à luz destas competências. A pedra angular do portefólio é a **experiência,** o tipo, o grau de autonomia e o volume. Outra componente não menos importante é a **reflexão** sobre as atividades desenvolvidas, sobre a competência adquirida, sobre o efeito produzido pela ação. Os internos mais jovens preferem portefólios estruturados, que os dirijam e orientem e em que haja pouco espaço para escrever. Por último, a congruência entre a experiência, a atividade desenvolvida e a competência, ou seja, a prova — **evidência.**

São elementos-chave: reunir e selecionar as experiências significativas que se relacionam com a(s) competências e analisá-las criticamente.

Mensagens a reter

— Em programas com um foco forte no desenvolvimento e avaliação de competências, a introdução de portefólios pode ser um valioso instrumento, pois tem o potencial de tornar visível o nível «Faz» e «É» da pirâmide de Miller modificada.

— Os portefólios têm várias vulnerabilidades, como requererem um grande investimento por parte de formandos e formadores, reflexão por parte dos formandos e *coaching* por parte dos formadores em dados qualitativos.

— Os portefólios são adequados para serem aplicados a uma avaliação formativa, mas não a uma avaliação sumativa normativa.

BIBLIOGRAFIA

[1] van Tartwijk, J., e Driessen, E. W. (2009). Portfolios for assessment and learning: AMEE Guide no. 45. *Medical Teacher, 31*(9), 790–801. https://doi.org/10.1080/01421590903139201.

[2] Schüttpelz-Brauns, K., Narciss, E., Schneyinck, C., Böhme, K., Brüstle, P., Mau-Holzmann, U., Lammerding-Koeppel, M., Obertacke, U. (2016). Twelve tips for successfully implementing logbooks in clinical training. *Med Teach, 38*(6), 564–9. https://doi.org/10.3109/0142159X.2015.1132830.

[3] Driessen E. (2017). Do portfolios have a future?. *Advances in health sciences education : theory and practice, 22*(1), 221–228. https://doi.org/10.1007/s10459-016-9679-4.

[4] The Royal College of General Practitioners (RCGP). (n.d.) *GP specialty training.* https://www.rcgp.org.uk/training-exams/discover-general-practice/qualifying-as-a-gp-in-the-nhs/certificate-of-completion-of-training-cct-guidance-for-gp-trainees.aspx.

BIBLIOGRAFIA GERAL

BERNE, E. (1964). *Games people play : the psychology of human relationships* (reimpressão de 1978). Grove Press.

BONNIE, L. H. A., VISSER, M. R. M., BONT, J., KRAMER, A. W. M., e VAN DIJK, N. (2018). Trainers' and trainees' expectations of entrustable professional activities (EPAs) in a primary care training programme. *Education for Primary Care, 30*(1), 13–21. https://doi.org/10.1080/14739879.2018.1532773.

BONNIE, L. H., VISSER, M. R., KRAMER, A. W., e VAN DIJK, N. (2020). Insight in the development of the mutual trust relationship between trainers and trainees in a workplace-based postgraduate medical training programme: a focus group study among trainers and trainees of the Dutch general practice training programme. *BMJ Open, 10*(4), e036593.

BRANCO, L. C. (2016). *Competências Clínicas e Práticas e Preparação para OSCE.* LIDEL.

BUSSE, B., KLAZINGA, N., PANTELI, D., QUENTIN, W. (2019). Improving healthcare quality in Europe. European Observatory of Health systems and Policy, WHO/ OECD. https://www.ncbi.nlm.nih.gov/books/NBK549276/pdf/Bookshelf_NBK549276.pdf.

Colégio de Medicina Geral e Familiar, Ordem dos Médicos. (2019). *Perfil de Competências do Especialista em Medicina Geral e Familiar.* https://ordemdosmedicos.pt/wp-content/uploads/2019/08/2019_Perfil_Compete%CC%82ncias_Objetivos-de-Formac%CC%A7a%CC%83o-MGF.pdf.

CROSS, R. L., e ISRAELIT, S. (2021). Argyris, Chris, *Teaching Smart People How to Learn. In Strategic Learning in a Knowledge Economy* (pp. 297–314). Routledge. https://doi.org/10.4324/9780080517889-22.

ELWYN, G., BEKKERS, M. J., TAPP, L., EDWARDS, A., NEWCOMBE, R., ERIKSSON, T., BRASPENNING, J., KUCH, C., ADZIC, Z. O., AYANKOGBE, O., CVETKO, T., VELD, K. I. t., KAROTSIS, A., KERSNIK, J., LEFEBVRE, L., MECINI, I., PETRICEK, G., PISCO, L., THESEN, J., GROL, R. (2010). Facilitating organisational development using a group-based formative assessment and benchmarking method: Design and implementation of the International Family Practice Maturity Matrix. *Quality and Safety in Health Care, 19*(6). https://doi.org/10.1136/qshc.2009.037580.

FARSON, R. E., Rogers, C. R. (1957). *Active Listening* (edição de 2021). Mockingbird Press.

FRENK, J. *et al.* (2010). Health professionals for a new century: transforming education to strengthen health systems in an interdependent world. *The Lancet, 376*(9756), 1923–1958. https://doi.org/10.1016/s0140-6736(10)61854-5.

General Practice Supervisors Of Australia. (2017). *GP Supervisor Guide: Identifying and Supporting GP Registrars at Risk.* GPSA.

GOFTON, W., DUDEK, N., BARTON., G., e BHANJI, F. (2017). *Workplace-Based Assessment Implementation Guide: formative tips for medical teaching practice.* Ottawa: The Royal College of Physicians and Surgeons of Canada.

GUILBERT, Jean-Jacques e WORLD HEALTH ORGANIZATION. (1998). *Guide pédagogique pour les personnels de santé.* J.-J. Guilbert, 6e éd. Rev. et complétée 1998. Genève: Organisation mondiale de la Santé.

HARDEN, R., Laidlaw, J . (2020). *Essential skills for Medical Teachers* (3.ª edição). Elsevier.

HELENO, B. e VIEGAS, R. (2019). Editorial Convidado. Implementação de OSCEs como Metodologia de Ensino e Avaliação na NOVA Medical School (NMS) | Relato de um teste piloto. *Revista ADSO, 7*(11), 8–16. https://doi.org/10.35323/revadso.7112019.

IEFP. Referencial de formação pedagógica — tutores — 1.ª edição — setembro de 2017 2.ª edição — setembro de 2019.

JACKSON, N., JAMIESON, A., e KHAN, A. (2007). *Assessment in medical education and training: A practical guide.* Radcliffe.

LAWRENCE, K., VAN DER GOES, T., CRICHTON, T., BETHUNE, C., BRAILOVSKY, C., e DONOFF M, *et al.*, M. (2018). *Continuous Reflective Assessment for Training (CRAFT): A national programmatic assessment model for family medicine.* College of Family Physicians of Canada.

LINARD, M. (1980). Autoscopie par video: l'image de soi au travail. *Éducation Permanente, 52*, 7–24.

MARISETTE, S., MIZANUR SHUVRA, M., Sale, J., REZMOVITZ, J., MUTASINGWA, D., e MAXTED, J. (2020). Inconsistent role modeling of professionalism in family medicine residency. *Canadian Family Physician, 66*(February), e55–61.

MARTINS, E., CAMPOS, P., e COSTA M. J. (n.d.) *Manual do Formando FIF — Formação Inicial de Formadores-* e-learning *IEFP*. IP ISLA de Bragança. https://elearning.iefp.pt/pluginfile.php/49226/mod_resource/content/0/ManualFormandoFIF.pdf

MILLER, A., e ARCHER, J. (2010). Impact of workplace based assessment on doctors' education and performance: a systematic review. *BMJ, 341*(1), c5064. https://doi.org/10.1136/bmj.c5064.

MILLER, G. E. (1990). The assessment of clinical skills/competence/performance. *Academic Medicine, 65*(9), S63–7. https://doi.org/10.1097/00001888-199009000-00045.

MORÁN-BARRIOS, J., DE GAUNA, P. R., LÁZARO, P. M. R., e CALVO, R. (2020). Metodologías complementarias de aprendizaje para la adquisición de competencias en la formación de especialistas y actividades profesionales confiables. *Educación Médica, 21*(5), 328–337.

NEIGHBOUR, N. (2005). *The Inner Apprentice — An Awareness-Centred Approach to Vocational Training for General Practice* (2.ª edição). Routledge Taylor & Francis Group.

NEIGHBOUR, R. (2005). *The Inner Consultation. How to Develop an Effective and Intuitive Consulting Style* (2.ª edição). Routledge Taylor & Francis Group.

NEWBLE, D., e CANNON, R. A. (2002). *Handbook for Medical Teachers* (4.ª edição). Kluwer Academic Publishers. http://iamj.in/KAYA_CHIKITSA/images/upload/A_Handbook_for_Medical_Teachers.pdf.

NILSTUN, T., CUTTINI, M., e SARACCI, R. (2001). Teaching medical ethics to experienced staff: participants, teachers and method. *Journal of Medical Ethics, 27,* 09–412. https://doi.org/10.1136/jme.27.6.409.

PELPEL, P. (1989). *Les Stages de Formation.* Editora Bordas.

RAMOS, V. (2009). A consulta em 7 passos. Execução e análise crítica de consultas em Medicina Geral e Familiar. *Revista Portuguesa De Medicina Geral E Familiar, 25*(2), 208–20. https://doi.org/10.32385/rpmgf.v25i2.10609.

ROGERS, C. A. (1995). *On Becoming a Person: A Therapist's View of Psychotherapy.* HarperOne.

SHON, D. A. (1984). *The Reflective Practitioner: How Professionals Think in Action.* Basic Books.

SHUMWAY, J. M., e HARDEN, R. M. (2003). AMEE Guide No. 25: The assessment of learning outcomes for the competent and reflective physician. *Medical Teacher, 25*(6), 569–584. https://doi.org/10.1080/0142159032000151907.

TIMS, M., BAKKER, A. B., e DERKS, D. (2013). The impact of job crafting on job demands, job resources, and well-being. *Journal of Occupational Health Psychology, 18*(2), 230–240. https://doi.org/10.1037/a0032141.

VINCENT-LANCRIN, S., *et al.* (2019). Fostering Students' Creativity and Critical Thinking: What it Means in School, Educational Research and Innovation. OECD Publishing. https://doi.org/10.1787/62212c37-en.

World Medical Association. (2015). Medical Ethics Manual (3.ª edição). https://www.wma.net/wp-content/uploads/2016/11/Ethics_manual_3rd_Nov2015_en.pdf.

SOBRE OS AUTORES

Isabel Santos
Médica, Especialista de Medicina Geral e Familiar.
Membro do EURACT e da ADSO.
Professora Associada Convidada da NOVA Medical School | Faculdade de Ciências Médicas, Universidade Nova de Lisboa, aposentada.
Mestre em Pedagogia das Ciências da Saúde.

José Augusto Simões
Médico, Especialista de Medicina Geral e Familiar.
Membro do EURACT e da ADSO.
Professor Associado com Agregação Convidado da Faculdade de Ciências da Saúde da Universidade da Beira Interior.
Coordenador de Internato Médico de Medicina Geral e Familiar da Zona Centro.

Víctor Ramos
Médico, Especialista de Medicina Geral e Familiar.
Membro da EURACT e da ADSO.
Docente convidado da NOVA Escola Nacional de Saúde Pública e Professor Auxiliar Convidado da Escola de Saúde e Desenvolvimento Humano da Universidade de Évora.

AUTORES

Alberto Pinto Hespanhol
Médico, Especialista de Medicina Geral e Familiar.
Professor Associado com Agregação Convidado da Faculdade de Medicina da Universidade do Porto, aposentado.

Alexandra Fernandes
Médica, Especialista de Medicina Geral e Familiar.
Orientadora e ex-diretora de internato no ACES Almada-Seixal.

Ana Carvalho Póvoa
Médica, Especialista de Medicina Geral e Familiar.

Ana Resende Mateus
Médica, Especialista de Medicina Geral e Familiar na USF Horizonte — ULS de Matosinhos.
Pós-Graduação em Cuidados Paliativos.
Orientadora de Formação de Medicina Geral e Familiar.

Ângela Neves
Médica, Especialista de Medicina Geral e Familiar na USF Arazede — ACES Baixo Mondego.
Orientadora Formação de Medicina Geral e Familiar.
Pós-Graduação em Medicina Desportiva e Gestão em Saúde.
Consultora para Qualidade da Direção Geral da Saúde.

António Pêgas
Médico, Especialista de Medicina Geral e Familiar.
Assistente Convidado da Faculdade de Medicina do Algarve.

Bruno Heleno
Médico, Especialista de Medicina Geral e Familiar na USF das Conchas — ACES Lisboa Norte.
Professor Auxiliar da NOVA Medical School | Faculdade de Ciências Médicas, Universidade Nova de Lisboa.
Investigador integrado Comprehensive Health Research Centre.

Catarina Viegas Dias
Médica, Especialista de Medicina Geral e Familiar.
Docente convidada da NOVA Medical School | Faculdade de Ciências Médicas, Universidade Nova de Lisboa.
Membro da Comissão Executiva da Comissão de Avaliação de Tecnologias de Saúde (Infarmed).

Cecília Shinn
Médica. Especialista de Medicina Geral e Familiar.
Assistente Graduada na USF da Baixa — ACES Lisboa Central.
Coordenadora de Internato Médico de Medicina Geral e Familiar de Lisboa e Vale do Tejo.

Clara Fonseca
Médica, Especialista de Medicina Geral e Familiar.
Pós-graduação em Saúde Pública e Epidemiologia
Orientadora de Formação de Medicina Geral e Familiar.

Clara Jasmins
Médica, Especialista de Medicina Geral e Familiar.
Docente Afiliada da NOVA Medical School | Faculdade de Ciências Médicas, Universidade Nova de Lisboa.
Lead Medical Advisor, UpHill.

David Rodrigues
Médico, Especialista de Medicina Geral e Familiar.
Assistente Afiliado NOVA Medical School | Faculdade de Ciências Médicas, Universidade Nova de Lisboa.
Investigador integrado Comprehensive Health Research Centre.
VP for Medical Content UpHill.

Fernando Ferreira
Médico, Especialista de Medicina Geral e Familiar.
Diretor Executivo do ACES Cávado III — Barcelos/Esposende.

Filipe Prazeres
Médico, Especialista de Medicina Geral e Familiar na USF Beira Ria — ACES Baixo Vouga.
Professor Auxiliar Convidado da Faculdade de Ciências da Saúde da Universidade da Beira Interior.
Orientador de Formação de Medicina Geral e Familiar.

Horácio Covita
Psicólogo Social e das Organizações.
Executive Partner da InoSalus — Desenvolvimento Organizacional, Lda.
Coordenador Pedagógico e Formador do CAF-IM do OM SUL — Curso Avançado de
Formadores de Internato Médico.

Hugo Rocha
Médico, Especialista de Medicina Geral e Familiar.

Inês Andrade Rosa
Médica, Especialista de Medicina Geral e Familiar na USF Almada — ACES Almada-Seixal.

Inês Maio
Médica, Especialista de Medicina Geral e Familiar.
Assistente graduada.
Diretora de Internato — Coordenação de Internato de Medicina Geral e Familiar de Lisboa e Vale do Tejo.

Inês Rosendo
Médica, Especialista de Medicina Geral e Familiar na USF Coimbra Centro — ACES Baixo Mondego.
Professora Auxiliar Convidada da Faculdade de Medicina da Universidade de Coimbra.
Orientadora de Formação de Medicina Geral e Familiar.

Ivone Gonçalves Gaspar
Médica, Especialista em Medicina Geral e Familiar na USF Dafundo — ACES Lisboa Ocidental e Oeiras.
Docente convidada da Faculdade de Medicina da Universidade de Lisboa.
Docente da Faculdade de Medicina da Universidade Católica Portuguesa.

Joana Azeredo
Médica Especialista em Medicina Geral e Familiar na USF Jardim dos Plátanos — ACES de Lisboa Ocidental e Oeiras.
Assistente convidada da NOVA Medical School | Faculdade de Ciências Médicas, Universidade Nova de Lisboa.

Joana Oliveira
Médica, Especialista em Medicina Geral e Familiar na USF Costa do Mar — ACES Almada Seixal.
Assistente Convidada da Faculdade de Medicina da Universidade de Lisboa.
Diretora de Internato no ACES Almada Seixal.

Joana Ramalho
Especialista de Medicina Geral e Familiar na USF Villa Longa — ACES Estuário do Tejo.
Orientadora de Formação de Medicina Geral e Familiar.

José Mendes Nunes
Médico, Assistente Graduado Sénior do ACES de Cascais, em regime de mobilidade na USF de Alpiarça — ACES da Lezíria.
Doutorado em Medicina, especialidade de Clínica Geral, pela NOVA Medical School | Faculdade de Ciências Médicas, Universidade Nova de Lisboa.
Mestre em Comunicação em Saúde, pela Universidade Aberta.

Laura Ribeiro
Professora Auxiliar do Departamento de Ciências da Saúde Pública e Forenses, e Educação Médica, Faculdade de Medicina da Universidade do Porto.
Diretora do Mestrado em Educação Académica e Clínica da Faculdade de Medicina da Universidade do Porto.
Investigadora do I3S — Instituto de Investigação e Inovação em Saúde, Universidade do Porto, Portugal.

Liliana Constantino
Médica, Especialista de Medicina Geral e Familiar na UCSP Anadia I — ACES Baixo Vouga.
Membro do Gabinete de Apoio ao Médico da Secção Regional do Centro da Ordem dos Médicos.

Luiz Miguel Santiago
Médico, Especialista de Medicina Geral e Familiar, Consultor, Assistente Graduado Sénior.
Professor Associado com Agregação da Faculdade de Medicina da Universidade de Coimbra aposentado.
Centro de Estudos e Investigação em Saúde da Universidade de Coimbra.

Maria Ana Gaspar
Médica, Especialista de Medicina Geral e Familiar.

Maria João Lopes
Médica, Especialista de Medicina Geral e Familiar na USF Carolina Beatriz Ângelo — ULS da Guarda.
Vogal do Conselho Clínico e de Saúde da ULS da Guarda.
Orientadora de Formação de Medicina Geral e Familiar.

Maria João Queiroz
Médica, Especialista de Medicina Geral e Familiar.
Assistente graduada sénior.
Diretora de Internato de Medicina Geral e Familiar do ACES Amadora.

Maria José Colaço
Médica, Especialista de Medicina Geral e Familiar na USF Cova da Piedade — ACES Almada Seixal.
Orientadora de Formação de Medicina Geral e Familiar.

Marta Dora Ornelas
Médica, Especialista em Medicina Geral e Familiar no SESARAM, EPERAM.
Professora Auxiliar na Faculdade de Ciências da Vida da Universidade da Madeira.

Marta Marquês
Médica, Especialista de Medicina Geral e Familiar.
Assistente graduada.
Diretora de Internato — Coordenação de Internato de Medicina Geral e Familiar de Lisboa e Vale do Tejo

Mário Santos
Médico, Especialista de Medicina Geral e Familiar na USF Marginal — ACES Cascais.
Orientador de Formação de Medicina Geral e Familiar.

Matilde Padrão Dias
Médica, Especialista de Medicina Geral e Familiar na USF Dafundo — ACES Lisboa Ocidental e Oeiras.
Diretora de Internato — Coordenação de Internato de Medicina Geral e Familiar de Lisboa e Vale do Tejo.

Paula Broeiro
Médica, Especialista de Medicina Geral e Familiar.
Professora Auxiliar Convidada da Escola de Saúde e Desenvolvimento Humano da Universidade de Évora e da NOVA Medical School | Faculdade de Ciências Médicas, Universidade Nova de Lisboa.

Paulo Santos
Médico, Especialista em Medicina Geral e Familiar.
Professor Associado com Agregação do Departamento de Medicina da Comunidade, Informação e Decisão em Saúde, Faculdade de Medicina da Universidade do Porto.
Investigador do CINTESIS@RISE, Rede de Investigação em Saúde, Porto.

Pascale Charondière
Médica, Especialista de Medicina Geral e Familiar na UCSP Olivais — ACES Lisboa Central.
Orientadora de Formação de Medicina Geral e Familiar.

Raquel Ascensão
Médica, Especialista de Medicina Geral e Familiar e Farmacologia Clínica.
Assistente Convidada da Faculdade de Medicina da Universidade de Lisboa.

Raquel Braga
Médica, Especialista de Medicina Geral e Familiar.
Professora Auxiliar Convidada do Instituto de Ciências Biomédicas da Universidade do Porto.
Assistente Graduada Sénior de Medicina Geral e Familiar.

Rita Lopes
Médica, Especialista de Medicina Geral e Familiar na USF Rio de Mouro — ACES Sintra.
Orientadora de formação de Medicina Geral e Familiar.

Rita Lourenço da Rosa
Médica Interna da Formação Específica em Medicina Geral e Familiar na USF São João do Estoril — ACES de Cascais.

Rita Medeiros
Médica Interna da Formação Específica em Medicina Geral e Familiar.
Docente Afiliada da NOVA Medical School | Faculdade de Ciências Médicas, Universidade Nova de Lisboa.

Rita Viegas
Médica, Especialista de Medicina Geral e Familiar na USF Cova da Piedade — ACES Almada Seixal.
Assistente Convidada da NOVA Medical School | Faculdade de Ciências Médicas, Universidade Nova de Lisboa.
Orientadora de Formação de Medicina Geral e Familiar.

Rubina Correia
Médica, Especialista de Medicina Geral e Familiar.
Assistente Graduada Sénior de Medicina Geral e Familiar.
Assessora Clínica do Conselho Diretivo da ARS Algarve.
Presidente do Conselho Nacional de Ensino e Educação Médica da Ordem dos Médicos.

Sara Cardoso
Médica, Especialista em Medicina Geral e Familiar na UCSP dos Olivais — ACES Lisboa Central.
Assistente Convidada da Faculdade de Medicina da Universidade de Lisboa.
Diretora de Internato no ACES Lisboa Central.

Sara Gomes da Silva
Médica Interna da Formação Específica em Medicina Geral e Familiar na USF São João do Estoril — ACES de Cascais.

Soraia Reis
Médica, Especialista em Medicina Geral e Familiar na USF do Arco — ACES Lisboa Central.
Orientadora de formação de Medicina Geral e Familiar.

Susana Medeiros
Médica, Especialista de Medicina Geral e Familiar.
Assistente Graduada Sénior.
Diretora de Internato — Coordenação de Internato de Medicina Geral e Familiar de Lisboa e Vale do Tejo.

Tatiana Consciência
Médica, Especialista de Medicina Geral e Familiar na USF da Baixa — ACES Lisboa Central.
Orientadora de formação de Medicina Geral e Familiar.

Teresa Ventura
Médica, Especialista de Medicina Geral e Familiar na USF Santo Condestável — ACES *Lisboa* Ocidental e Oeiras.
Professora auxiliar da NOVA Medical School | Faculdade de Ciências Médicas, Universidade Nova de Lisboa.
Orientadora de formação de Medicina Geral e Familiar.

Tiago Maricoto
Médico, Especialista de Medicina Geral e Familiar na USF Beira Ria — ACES Baixo Vouga.
Professor Auxiliar Convidado da Faculdade de Ciências da Saúde da Universidade da Beira Interior.

Vanessa Sá
Médica, Especialista de Medicina Geral e Familiar na USF Marginal — ACES Cascais.